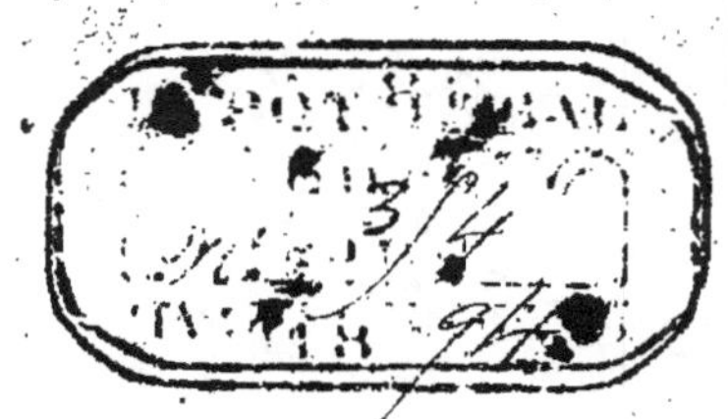

MANUEL PRATIQUE

DU

TRAITEMENT

DES

MALADIES DE L'OREILLE

DU MÊME AUTEUR

Anatomie, Physiologie et Séméiologie de l'oreille. (Bibliothèque CHARCOT-DEBOVE.)

ÉVREUX, IMPRIMERIE DE CHARLES HÉRISSEY

MANUEL PRATIQUE

DU

TRAITEMENT

DES

MALADIES DE L'OREILLE

PAR

Le Dr Antoine COURTADE

Ancien interne des hôpitaux de Paris,
Membre de la Société d'otologie, de la Société de thérapeutique,
de la Société de médecine et de chirurgie pratiques

PARIS

A. MALOINE, ÉDITEUR

91, BOULEVARD SAINT-GERMAIN, 91

1895

PRÉFACE

Les affections de l'oreille, qui sont très
fréquentes, sont graves pour l'avenir
social de l'individu, menaçantes, par
leurs complications, pour son existence
même, contrairement à la croyance popu-
laire.

On peut être convaincu que la plupart
des affections aiguës de l'organe auditif
n'auraient pas passé à l'état chronique,
si un traitement méthodique avait été
institué dès le début ; au lieu de cela, les
malades attendent, si l'affection n'est pas
douloureuse et trop souvent sur les con-
seils du médecin de la famille, que le

trouble fonctionnel soit très marqué pour demander conseil à l'auriste ; pendant ce retard, des lésions sérieuses, quelquefois irrémédiables, se sont établies qui compromettent pour toujours la fonction auditive.

Dans cet ouvrage nous avons rangé les maladies de l'oreille par ordre alphabétique afin de rendre les recherches plus faciles.

Il était impossible de présenter le traitement d'une affection, sans donner quelques notions sur la pathogénie, les symptômes qui lui sont propres, et, dans les cas difficiles, le diagnostic.

A propos des otites moyennes, nous avons insisté dans quelques considérations générales sur la pathogénie de ces inflammations qui sont, dans l'immense majorité des cas, secondaires à des altérations de la muqueuse du nez et du pharynx. C'est dans le traitement de ces affections des voies respiratoires supé-

rieures, dont les symptômes paraissent
souvent si bénins qu'on s'y arrête à peine,
dont la marche est quelquefois si lente
qu'on ne saisit pas sa progression, que
réside la prophylaxie des affections auriculaires, à laquelle nous consacrons un
court chapitre.

C'est à dessein que nous n'avons pas
traité longuement la pathologie des affections labyrinthiques et que nous avons
laissé de côté l'otite interne de Voltolini, les dégénérescences du limaçon, les
altérations du tronc du nerf auditif par
des néoplasmes crâniens, les affections
cérébrales retentissant sur l'ouïe, toutes
affections contre lesquelles la thérapeutique est impuissante ou dans lesquelles
le traitement doit s'adresser à un organe
autre que celui de l'ouïe.

Quant à la phlébite des sinus, la
méningite et l'abcès cérébral d'origine
otitique, heureusement assez rares, nous
les avons passés sous silence parce qu'ils

sont plus du ressort de la chirurgie générale que de l'auriste; quant aux néoplasmes bénins ou malins qui atteignent
le pavillon, ils ne présentent aucune considération particulière, si ce n'est leur
siège.

Nous avons visé à présenter un Manuel
pratique de traitement des affections de
l'oreille et non un traité complet d'otologie qui réclamerait un cadre beaucoup
plus étendu ; notre but a été de fournir
des notions pratiques au médecin qui ne
se consacre pas exclusivement à l'otologie, mais qui, quelquefois, est appelé
à donner son avis sur une maladie
d'oreilles ; aux lecteurs de juger si nous
avons atteint notre but.

Paris, 1er mai 1891.

TRAITEMENT

DES

MALADIES DE L'OREILLE

MANUEL PRATIQUE

ABCÈS DU CONDUIT AUDITIF
FURONCLES

Les abcès et furoncles du conduit auditif apparaissent souvent à la suite de lésions de grattage avec des instruments rugueux ; les malades atteints d'eczéma du conduit, d'otite externe aiguë ou chronique, d'otite moyenne suppurée y sont particulièrement disposés : on a accusé certaines poudres que l'on emploie en insufflations dans le traitement de l'otite suppurée, de provoquer la formation d'abcès du conduit (iodoforme, alun, acide borique) ; cela peut tenir moins à l'action irritante de la poudre elle-même qu'au fait que la poudre forme avec le pus un magma épais, dur, qui infecte les glandes voisines parce qu'il n'est pas enlevé assez fréquemment.

Les furoncles se distinguent des abcès folliculaires par la présence d'un bourbillon, mais au point de vue clinique, la distinction est souvent inutile : les uns et les autres sont d'origine microbienne (Lowenberg).

Début par douleurs extrêmement vives, s'irradiant dans tout le côté de la tête, empêchant les malades de dormir, jusqu'à ce que l'abcès soit ouvert spontanément ou par le bistouri ; agitation, fièvre, perte d'appétit, symptômes d'autant plus marqués que le sujet est plus nerveux ou plus jeune.

A l'examen, on constate que l'une des parois présente une saillie arrondie, rouge vif ou violacé, très sensible au contact du stylet ; si l'abcès est ouvert, on fait sourdre du pus en pressant avec l'extrémité du stylet sur la tuméfaction. Souvent, les abcès siègent sur les parois opposées du méat dont la lumière est alors complètement fermée ; la surdité est alors assez prononcée pour l'audition aérienne, mais augmentée pour l'audition crânienne du côté malade.

Diagnostic. — Plusieurs cas peuvent se présenter qui peuvent rendre le diagnostic difficile : 1º le malade ne présentait aucune affection antérieure du conduit ; 2º il existait de l'eczéma ou de l'otite externe ou de l'otorrhée moyenne ; 3º le siège de l'abcès est profond.

Dans le premier cas, le diagnostic est facile ; une ou plusieurs élevures acuminées, très douloureuses au contact, siégeant dans la portion cartilagineuse du conduit, ne peuvent être confondues avec aucune autre affection inflammatoire.

S'il existait de l'eczéma ou de l'otite externe qui a rétréci le conduit, il faut procéder à un nettoyage minutieux avec un stylet garni d'ouate et voir s'il n'y a aucune saillie limitée, douloureuse.

Quelquefois, l'abcès débute dans la partie la plus profonde de la peau et ne se traduit extérieurement par aucune élevure du conduit ; l'exploration avec le stylet peut déceler le point où la douleur est la plus vive ; ce renseignement est souvent insuffisant pour établir le diagnostic parce que le conduit est douloureux dans des points opposés ; dans les cas ambigus il faut réserver son diagnostic et attendre que l'inflammation se soit localisée.

Traitement. — Si l'abcès ou furoncle est bien apparent, incision et traitement antiseptique ; s'il est déjà ouvert spontanément, et que le conduit ne soit pas fermé par le gonflement, on se bornera à pratiquer des injections avec de l'eau boriquée ou phéniquée ou une solution de sublimé à 1/2000.

Tout à fait au début, on peut essayer de faire avorter l'abcès en pratiquant des instillations avec de la glycérine phéniquée au 1/20e (Lowenberg) ou des badigeonnages avec une solution de nitrate d'argent au 1/10e comme pour les panaris.

Si l'abcès est ouvert et que les parois soient assez gonflées pour fermer la lumière du conduit, ni les injections ni les instillations ne pénètrent profondément ; nous conseillons alors de pratiquer le tubage[1] avec un morceau de drain de 3 centimètres de long et à paroi épaisse que l'on fait pénétrer de force dans le conduit.

[1] A Courtade. Traitement des abcès du conduit auditif par le tubage (*Annales des maladies de l'oreille, du larynx*, etc., 1893).

Par ce tube on fait, toutes les deux ou trois heures, des injections avec une solution antiseptique. Le soir même, les douleurs sont calmées. On peut retirer le tube au bout de deux à trois jours et se borner soit à un tamponnement avec de la gaze iodoformée, soit à des badigeonnages avec du salol ou du naphtol camphré.

Il faut se rappeler que si on retire le tube trop tôt, le conduit se ferme à nouveau et on est obligé de le réappliquer.

Dans certains cas, le tubage employé seul, dès le début, a pu arrêter l'inflammation.

Certains abcès de la paroi inférieure du conduit se présentent sous la forme d'un bourrelet allongé, faisant presque saillie au dehors, de consistance molle ; on les ouvre largement et on presse avec le stylet pour faire sortir le pus épais et abondant qu'il contient ; le tubage est inutile dans ce cas, le pus s'écoulant facilement au dehors ; on lave la poche purulente et on panse avec la gaze ou le salol camphré.

Certains abcès siègent tout d'abord dans la partie la plus profonde de la peau ; le conduit est tuméfié dans une grande étendue, les douleurs extrêmement vives ; il est sou-

vent impossible de reconnaître le siège exact
de l'abcès si le malade n'accuse pas un maxi-
mum de douleur, quand on presse avec le
stylet les différentes parties du conduit auditif.

L'indication de l'incision précoce est douteuse en pareil cas ; certains auteurs pré-
fèrent attendre que l'abcès se soit localisé et
fasse une saillie montrant son siège exact
pour y porter le bistouri.

Dans un cas semblable, le tubage que
nous avions employé a fait évoluer l'abcès
vers l'extérieur sous forme d'une tumeur
arrondie, du volume d'une noisette, fluctuante, située en arrière et au-dessus du
lobule dans la rainure auriculo-mastoï-
dienne.

Politzer, pour calmer les douleurs, fait
appliquer sur l'oreille des cataplasmes faits
avec des solutions antiseptiques ou appliquer la réfrigération avec l'appareil de Leiter.

Il conseille d'introduire dans le méat des
boulettes d'ouate, imbibées de quelques
gouttes de la solution suivante :

> Laudanum de Sydenham . .   4 grammes.
> Eau distillée 40   —

ou un morceau de lard taillé en pointe et enduit de la pommade suivante :

```
Acide borique . . . . . . .   1 gramme.
Acétate de morphine. . . .   20 centigrammes.
Vaseline. . . . . . . . . .   20 grammes.
```

Hartmann prescrit des bains d'oreille ou l'application d'éponges très chaudes imbibées d'une solution de sublimé à 0,5 ou 1/1000 et des onctions au pourtour de l'oreille avec l'onguent mercuriel.

Weber Liel fait prendre toutes les heures un bain d'oreille avec de l'alcool rectifié.

Gruber emploie, pour calmer les douleurs très vives, de petits suppositoires auriculaires à base de gélatine contenant 0,01 centigramme de chlorhydrate de morphine ou de chlorhydrate de cocaïne ou bien il fait faire des instillations avec l'une des formules suivantes :

```
Acétate de morphine. . . .   20 centigrammes.
Eau distillée. . . . . . . .   20 grammes.
```

ou

```
Extrait thébaïque . . . . .   20 centigrammes.
Eau distillée. . . . . . . .   20 grammes.
```

ou solution de chlorhydrate de cocaïne au 1/20ᵉ.

L'antisepsie du conduit doit être pratiquée pendant quelque temps après la guérison de l'abcès pour éviter les récidives.

ABCÈS PÉRIOSTIQUES DE L'APOPHYSE MASTOÏDE

Il faut distinguer les abcès de cette région qui sont consécutifs à une mastoïdite ou une carie de l'apophyse de ceux où l'os est intact; l'inflammation dans ce dernier cas suit la voie périostale et n'envahit pas l'épaisseur de l'apophyse mastoïde.

Nous n'avons en vue que ces derniers dans cet article ; pour l'autre forme, voir *Mastoïdite*.

Symptômes. — Tuméfaction de la région rétro-auriculaire consécutive à une otite moyenne aiguë ou chronique, développement assez rapide en huit ou quinze jours ; peau rouge, tuméfaction douloureuse à la pression, pâteuse ou franchement fluctuante ; douleurs irradiantes dans les régions temporale et cervicale. — Parfois, par la pression, on peut faire sortir le pus par le conduit auditif externe.

Symptômes généraux : fièvre, inappétence, insomnie chez les enfants.

Redressement du pavillon de l'oreille qui fait un angle droit avec la face externe de l'apophyse.

Traitement. — Au début : Onct. Hg bellad. matin et soir; cataplasmes. Dès que l'on sent fluctuation, même indécise : opération. Après désinfection de la région, incision des parties molles *jusqu'à l'os;* le bistouri pénètre parfois à 15 ou 20 millimètres de profondeur pour arriver jusque-là.

Exploration avec la sonde cannelée pour s'assurer de l'état de l'os; s'il n'est que dénudé, sans rugosités, aspérités qui indiquent un certain degré d'ostéite : l'incision simple suffit; dans le cas contraire, grattage.

Introduction d'un drain jusqu'à l'os; injections antiseptiques qui ressortent parfois par le conduit auditif.

Assurer l'antisepsie de l'oreille, en enlevant polypes, granulations. (Voir *Otite moyenne.*)

Si on retire le drain trop tôt, la plaie se ferme trop vite et il peut y avoir nouvelle rétention de pus qui oblige à rouvrir la plaie et à drainer de nouveau.

ANÉMIE DU LABYRINTHE

Le plus souvent n'est qu'un symptôme de l'anémie générale; peut être localisée au labyrinthe par suite d'anévrisme de l'artère basilaire, de compression, embolie, athérome de l'artère auditive interne.

Outre les symptômes de l'anémie générale, le malade accuse des bourdonnements (bruits de souffle vasculaires), de la surdité plus ou moins grave, du vertige avec nausées.

Ces symptômes peuvent diminuer dans la station couchée ou lorsque le malade baisse la tête (irrigation plus abondante de l'organe auditif) pour augmenter dans la station debout.

Quand la lésion anatomique siège sur l'artère basilaire ou l'artère auditive interne, les symptômes sont continus et ne subissent aucune variation.

Traitement. — Le traitement est celui de

l'anémie vraie (perte de sang très abondante) ou de l'anémie globulaire (ferrugineux, régime tonique, grand air, etc.).

Porter son attention sur l'état du tube digestif et des organes génitaux.

ATRÉSIE DU CONDUIT AUDITIF

Peut être congénitale (malformation) ou acquise.

L'atrésie acquise est de beaucoup la plus fréquente ; peut être passagère ou durable. — Est passagère dans gonflement inflammatoire, par otite externe, abcès, furoncles, eczéma aigu ou chronique, etc. — Est durable par dermatite chronique, soudure des parois opposées à la suite de polypes, granulations, otite externe chronique, ulcérations diphtériques ou syphilitiques du conduit, exostoses ou hyperostose du méat, destruction par caustiques de ses parois, affaissement de la paroi cartilagineuse chez les vieillards, etc. (Troltsch).

Symptômes subjectifs variables suivant les formes et les cas.

Lumière du canal peut présenter des

formes très différentes : circulaire (rétrécissement concentrique dans dermatite, eczéma chronique); forme de fente horizontale ou verticale (affaissement de la paroi cartilagineuse, etc.), d'un croissant, dont la concavité embrasse la tumeur (exostose, abcès, furoncle, etc.).

Le canal peut être fermé par un diaphragme membraneux avec ou sans ouverture centrale.

Symptômes subjectifs essentiellement variables avec le degré, l'ancienneté de la lésion, la coexistence d'une altération de l'oreille moyenne (otite moyenne antérieure).

Traitement. — 1° L'atrésie passagère résultant d'une affection primitive ou secondaire des parties molles du conduit auditif ne comporte pas de traitement spécial autre que celui de la maladie qui la détermine.

(Voir *Abcès du conduit, Eczéma.*)

2° Il est cependant une forme d'atrésie secondaire qui peut être passagère ou durable et qui nécessite une intervention immédiate; elle survient dans le cours d'une otite suppurée intense.

Le gonflement inflammatoire des parties

molles du conduit rétrécit à tel point la lumière de ce canal que le pus sécrété dans l'oreille moyenne ne trouve que difficilement une issue au dehors. Souvent, au-dessous des parties ainsi infiltrées, on trouve un point de carie osseuse plus ou moins étendue.

Pour rétablir la perméabilité du canal, incision longitudinale du bourrelet inflammatoire, exploration avec le stylet pour découvrir s'il existe de la carie.

Quand la tuméfaction siège dans la portion cartilagineuse, pour dilater on peut employer des boulettes de coton conique imprégnées d'acétate de plomb (Politzer) ou des cylindres d'éponge comprimée, des tiges de laminaria. Quand l'agent dilatateur a acquis un diamètre un peu supérieur à celui du conduit normal, les douleurs sont extrêmement vives et il peut survenir une réaction inflammatoire qui amène un résultat tout opposé à celui que l'on cherche.

Il est préférable d'employer un tube de caoutchouc à paroi épaisse que l'on fait entrer un peu de force et qui par sa propre élasticité dilate graduellement et d'une façon continue le conduit auditif. (Voir *Abcès du conduit.*)

3° L'affaissement de la paroi postérieure cartilagineuse du conduit chez les vieillards ou la déviation de cette paroi par l'application continue du pavillon contre la paroi crânienne par l'intermédiaire de la coiffure (chez les femmes) ne nécessite pas de traitement spécial, sauf dans les cas où l'atrésie est la cause immédiate de la diminution de l'ouïe.

Dans ce dernier cas, on peut laisser à demeure dans le conduit auditif un tube en caoutchouc qui en prévient l'effacement.

4° Quand l'atrésie est le résultat de la soudure des parois préalablement enflammées ou ulcérées, le traitement varie suivant l'étendue et le degré du rétrécissement.

S'il y a simplement rétrécissement on fera la dilatation par les moyens indiqués plus haut, avec ou sans débridement préalable.

Parfois le conduit est littéralement oblitéré par un diaphragme membraneux qui siège soit à l'entrée du conduit, soit profondément. Ce diaphragme peut présenter une perforation centrale ou n'en pas avoir. Dans l'un et l'autre cas le traitement ne diffère que par la ponction que l'on est obligé de faire dans le diaphragme non perforé.

Dans ces deux formes de cloisonnement, on pratique l'opération suivante : incision cruciale avec excision des lambeaux (Hartmann, Ladreit de Lacharrière) ou incision simple (Politzer), puis introduction d'un tube de plomb pour empêcher la soudure de la plaie. On peut encore faire l'incision cruciale avec le galvano-cautère, guidé sur la sonde cannelée sans excision des lambeaux, et empêcher la rétraction cicatricielle en plaçant un tube de caoutchouc qui est très facilement supporté, jusqu'à cicatrisation complète. (A. COURTADE.)

Pour l'atrésie d'origine osseuse, voir : *Exostose*.

BOUCHONS CÉRUMINEUX

L'accumulation de cérumen dans le conduit auditif peut oblitérer plus ou moins complètement ce canal.

Outre le cérumen, les produits de desquamation ou de sécrétion desséchés peuvent aussi former des bouchons volumineux (otite externe desquamative).

L'expression bouchon cérumineux ne désigne donc qu'une des formes, la plus fréquente, des oblitérations du méat.

Couleur variable : gris sale, jaunâtre, (couleur de miel ou de cire), brunâtre (couleur de mélasse) ou presque noir comme le goudron.

Consistance allant de l'état pâteux jusqu'à la consistance dure et friable du mortier.

Volume assez faible pour que le bouchon ne soit vu qu'au speculum — peut-être assez volumineux pour qu'il soit visible à l'extérieur et sorte du méat (rare).

Symptômes subjectifs : surdité subissant de légères variations brusques (bouchon hygrométrique), bourdonnements intermittents ou continus, vertiges — Comme symptômes réflexes : toux, nausées, vomissements, convulsions, etc. (rares).

Survient à tous les âges, mais surtout fréquent chez les adultes ; récidives fréquentes.

Traitement. — 1° Quand le bouchon est de consistance pâteuse, les injections d'eau tiède pratiquées avec une certaine force, le jet de liquide étant dirigé le long des parois supérieure ou postérieure, suffisent le plus souvent.

Quand le bouchon est dur, sec, adhérent, les injections peuvent échouer, si on ne pratique avant des instillations avec de l'eau tiède, ou de l'eau de savon ou la solution suivante :

Carbonate de soude . . . . 50 centigrammes.
Glycérine. . . . . } ââ 5 grammes.
Eau. . . . . }

Verser 3 fois par jour X gouttes de cette solution tiède que l'on gardera 10 minutes dans l'oreille.

Après deux ou trois jours on reprend les injections qui généralement sont efficaces.

L'emploi de la curette ou du stylet n'est utile que pour déplacer légèrement la masse et permettre au jet de liquide de la contourner. Eviter de pousser le bouchon en dedans, contre la membrane du tympan, car on détermine ainsi des bourdonnements et un vertige très pénibles.

2° Le bouchon épidermique vrai ne peut être enlevé avec les injections d'eau, ses couches excentriques étant très adhérentes à l'épiderme du méat. Sa consistance est parfois celle du mastic frais du vitrier.

Il faut faire des instillations avec une solution huileuse d'acide salicylique à 2 p. 100 et pratiquer après des injections avec de l'eau alcaline (Hartmann).

Si ces injections ne réussissent pas, se servir de la curette pour l'enlever par parcelles ; quand on a ainsi évidé le centre du bouchon, décoller son pourtour et en saisir un des bords avec la pince à mors plats. Si la partie saisie n'est pas trop friable et ne se casse pas on peut ainsi finir d'enlever ce qui reste, sous la forme d'un moule.

On peut ainsi, en plusieurs séances, enlever de gros bouchons épidermiques sans avoir recours à l'anesthésie générale.

Après l'ablation des bouchons du conduit auditif, le tympan est injecté derrière le manche du marteau et au niveau de la membrane de Schrapnell ; cette vascularisation anormale est due à l'irritation mécanique et disparaît au bout de quelques heures.

Si on soupçonne une affection du tympan ou de la caisse, remettre l'examen à une séance ultérieure.

Avoir soin, après l'ablation des bouchons, de fermer les méats avec des tampons d'ouate qu'on laissera en place de 24 à

48 heures ou plus, suivant le volume du bouchon, la température extérieure, la profession du malade.

Le traitement consécutif consiste à faire de temps en temps une injection d'eau tiède qui prévient l'accumulation des sécrétions cutanées.

BRUITS SUBJECTIFS. — BOURDONNEMENTS

Au point de vue pathogénique, les bourdonnements peuvent tenir à plusieurs ordres de causes :

1° Bruits vasculaires : souffle jugulaire des anémiques, bruits artériels, bruits de souffle anévrysmal dans la dilatation d'une branche artérielle avoisinant le rocher

Ces bruits sont objectifs et subjectifs et sont modifiés par la compression des vaisseaux.

2° Bruits musculaires par contraction volontaire ou involontaire du tenseur du tympan : bruit de ronflement.

3° Bruits d'origine auriculaire : peuvent apparaître dans le cours de la plupart des maladies de cet organe : bouchons du conduit auditif, otites moyennes, aiguës et chroniques, notamment l'otite sèche ou scléreuse, affections labyrinthiques.

4° Bourdonnements nerveux et réflexes dans les maladies de l'estomac, de l'utérus, la neurasthénie, etc.

La nature des bruits varie essentiellement non seulement d'un sujet à l'autre, mais encore chez le même malade, suivant la période de l'affection et les complications qui surviennent. On les compare soit à des bruits de cloche, de rivière, de sifflet, de jet de vapeur, de ruche d'abeilles, soit à des aboiements, gazouillement d'oiseaux, coassement, etc. ; d'autres fois, ce sont des notes et même des phrases musicales entières qui sont perçues.

Les bourdonnements sont généralement plus accusés le soir en se couchant qu'au milieu de la journée ; le décubitus latéral sur l'oreille malade les augmente aussi, ainsi que la fatigue, les excès, les veilles, l'abus de l'alcool, etc.

Traitement. — Très variable suivant la cause qui les produit ; les bourdonnements déterminés par le souffle de la jugulaire chez les anémiques est justiciable du traitement interne seul, à moins qu'il n'y ait coexistence de lésion auriculaire.

S'il s'agit d'un anévrysme de la carotide ou de l'une de ses branches, le traitement interne par les iodures peut, par l'amélioration du côté de la dilatation vasculaire, faire disparaître les bourdonnements.

Quand le bourdonnement est sous l'influence d'une affection de l'oreille, le traitement de celle-ci fera le plus souvent disparaître ce symptôme pénible.

Très fréquemment la cause mécanique des bruits subjectifs est l'irritation de l'oreille, comme dans les bouchons cérumineux et surtout la compression du labyrinthe résultant d'un enfoncement de l'étrier dans la fenêtre ovale (enfoncement du tympan par atrésie tubaire, otites moyennes avec exsudat, otite scléreuse, etc.).

Dans ces cas le traitement mécanique tient la place la plus importante pour faire disparaître les bruits subjectifs : douches d'air par le procédé de Politzer, par le cathétérisme, raréfaction de l'air du conduit auditif externe.

Ce même traitement réussit parfois dans

les cas de bourdonnements nerveux, qui dans bien des cas ne sont que le prélude d'une otite scléreuse dont les signes objectifs et subjectifs sont assez peu accusés pour qu'on ne puisse la diagnostiquer à cette période.

On a essayé sans grand succès les instillations dans la caisse d'une solution de chlorhydrate de cocaïne contre les bourdonnements dus à l'otite moyenne.

Le traitement interne peut, dans certains cas, être un adjuvant utile : bromure de potassium, iodures, toniques généraux ; c'est même le seul que l'on puisse employer quand le bourdonnement est symptomatique d'une affection labyrinthique (tumeurs, hémorragies, syphilis, maladie de Menière, etc.).

Malheureusement il échoue lorsque l'altération est constituée par une dégénérescence des organes délicats du limaçon ou une tumeur soit du rocher, soit de la base de l'encéphale, à moins qu'il ne s'agisse d'une gomme.

Contre le syndrome de Menière (vertiges, bourdonnements, surdité), on instituera le traitement indiqué par Charcot : prendre pendant huit jours la dose quotidienne de 0,40 à 0,60 centigr. de sulfate de quinine par prises de 0,10 à 0,20 centigr. ; la semaine suivante prendre chaque jour jusqu'à 1 gramme du même médicament. — Après un repos de quinze jours, reprise de la médication et continuer ainsi pendant des mois.

Le plus souvent les bourdonnements augmentent les premiers jours, mais ils diminuent ensuite peu à peu.

Les bruits subjectifs, qui sont sous la dépendance d'une intoxication, seront combattus par le traitement même de la cause.

Il en est ainsi des bourdonnements provoqués par l'ingestion des sels salicylés, du sulfate de quinine.

Si l'examen de l'organe auditif ne révèle aucune altération, on cherchera si les bourdonnements n'ont pas une origine réflexe : affections de l'estomac, de l'utérus, carie dentaire, etc.

Si le traitement mécanique de l'affection auriculaire ne fait pas cesser les bourdonnements (douche d'air ou raréfaction de l'air du conduit auditif avec le speculum de Siegle, le raréfacteur de Delstanche), on peut à l'exemple d'Urbantschitch essayer les courants induits dont on applique le pôle positif soit dans le conduit, soit près le tragus ou l'apophyse mastoïde et le pôle négatif sur la nuque ; on fait passer le courant pendant quelques minutes tous les jours.

Si l'appareil électrique ne possède pas de galvanomètre, on peut se baser, pour graduer le courant, sur les sensations accusées par le malade ; un courant trop fort peut augmenter les bruits subjectifs et trop faible il est sans action.

Ce même auteur prescrit contre les bourdonnements la teinture de racine d'aconit à la dose de dix gouttes par jour prises en plusieurs fois.

Après une otite suppurée, il peut survenir des bruits subjectifs extrêmement rebelles, qui sont dus à des adhérences qui fixent les osselets dans une position anormale ; avant de pratiquer la libération du tympan par des incisions faites, en avant ou en arrière du manche, on essayera les injections massives de vaseline liquide pure ou iodoformée, suivant la méthode de Delstanche.

CATHÉTÉRISME DE LA TROMPE D'EUSTACHE

Le cathétérisme est pratiqué soit comme procédé de diagnostic, soit comme moyen thérapeutique.

Il est indiqué toutes les fois que l'aération de la caisse est nécessaire, que le procédé de Valsalva est insuffisant et celui de Politzer inapplicable ou plutôt inefficace.

Le cathétérisme constitue l'opération préliminaire quand on le fait dans le but d'injecter des liquides, d'insuffler des vapeurs dans la caisse, ou de dilater la trompe d'Eustache rétrécie, avec des bougies appropriées ; dans ces cas il ne représente qu'un moyen de diriger les agents médicamenteux vers la région malade. Le plus souvent le cathétérisme est pratiqué pour aérer directement la caisse, redresser la membrane du tympan, mobiliser les osselets adhérents ou enraidis, décongestionner la muqueuse de l'oreille moyenne, chasser les mucosités qui remplissent sa cavité.

Il faut avoir soin, avant de pratiquer l'opération, d'explorer attentivement la fosse nasale et l'arrière-cavité, pour s'assurer qu'il n'existe aucun obstacle au passage de la sonde : faute de prendre cette précaution on s'expose, après avoir tâtonné assez longtemps, d'avouer que le cathétérisme est impraticable de ce côté, ce qui est toujours fâcheux.

L'instrument qui sert à faire cette opération peut être en caoutchouc durci (sonde de Politzer) ou en métal : maillechort ou argent. Avec le premier la souplesse de l'instrument ne permet pas de sentir aussi bien les régions où l'on passe et les obstacles que l'on rencontre qu'avec l'instrument en métal qui est rigide ; de plus, la sonde en caoutchouc durci peut se casser et ne supporte pas une haute température pour être désinfectée ; il est vrai que l'on met cette propriété à profit pour modifier, séance tenante, la courbure de la sonde s'il est besoin.

La sonde à trompe d'Eustache présente d'un côté une ouverture assez étroite pour pénétrer dans l'ouverture pharyngienne de la trompe et de l'autre une ouverture beaucoup plus large, en forme de pavillon, à laquelle on adapte l'embout de la poire de caoutchouc.

La courbure qui commence à 1 centimètre ou 2 centimètres du petit orifice appartient à une circonférence de rayon variable suivant les sondes pour pouvoir s'appliquer aux différentes conformations des parties qu'elle doit traverser. Du côté du pavillon, se trouve un point de repère, constitué par un ou deux anneaux, une plaque, une encoche qui indique la direction de la petite ouverture quand la sonde est engagée dans les fosses nasales.

Avant de se servir d'une sonde, il faut avoir soin de bien remarquer la position de cet index par rapport à la courbure, sinon on s'expose à ne plus savoir la direction du petit orifice quand le cathéter est dans le pharynx ; cette remarque est surtout utile quand on se sert successivement de cathéters différents : les uns ont l'anneau du côté de la concavité (sonde de Politzer), d'autres du côté de la convexité (sonde de Troltsch) ; d'autres sur les parties latérales (sonde d'Itard).

Quand on doit pratiquer un grand nombre de fois le cathétérisme chez un malade où l'on a éprouvé de grandes difficultés la première fois, il est bon, pour les opérations

consécutives, de savoir à quelle distance de
la pointe du nez se trouve l'ouverture de la
trompe ; on n'a plus alors qu'à faire pénétrer
la sonde à la profondeur voulue et à lui imprimer le mouvement de rotation ; l'opération est ainsi plus rapide et beaucoup moins
désagréable pour le malade.

Cette notation est facile quand on se sert
d'une sonde divisée en centimètres ; dans le
cas contraire, on peut aussi marquer le point
d'affleurement à la pointe du nez, en faisant
un trait à la lime, ou plus simplement en
introduisant le cathéter dans une rondelle
de caoutchouc percée à son centre ; dès que
la sonde est bien placée, on pousse le disque
de caoutchouc jusqu'à la pointe du nez et on
a ainsi la limite marquée, une fois pour
toutes ; nous nous servons depuis longtemps
d'un petit curseur qui se fixe à l'aide d'une
vis sur la sonde.

Ces petits artifices ne sont pas à négliger
quand on veut que le cathétérisme soit fait
cito et *tuto* ; il ne faut pas ajouter *jucunde*
car il n'est jamais agréable.

Ces préliminaires connus, voici la technique de l'opération, telle qu'elle se pratique
le plus ordinairement.

Placé en face du malade, le médecin relève la pointe du nez avec le pouce gauche, pendant que la sonde tenue délicatement entre le pouce et l'index droit, est introduite le bec en bas dans la fosse nasale correspondante au côté malade. La sonde est ainsi dirigée le long du plancher de la fosse nasale et enfoncée jusqu'à la paroi pharyngienne. Pour arriver à ce but il faut se bien rappeler que la sonde ne doit pas pénétrer de force, mais seulement être dirigée avec les deux doigts qui la soutiennent, il faut agir comme pour l'urèthre ; — plus on la tient délicatement, mieux on sent les obstacles qui se présentent et plus il est facile de les franchir en les contournant.

Dès que la sonde arrive au fond du pharynx, on la ramène à soi d'environ 12 à 15 millimètres et on lui imprime un mouvement de rotation d'au moins 90° pour faire pénétrer le bec dans l'ouverture pharyngienne de la trompe.

On peut encore, pour connaître la position de la trompe, avoir recours au procédé suivant : quand la sonde est arrivée au fond du pharynx, on la tire à soi, tout en dirigeant son bec vers la cloison nasale ; quand elle vient buter contre cet obstacle, on lafait tourner de 180° par en bas (jamais en faisant le mouvement de rotation par en haut) et elle pénètre directement dans la trompe. L'explication anatomique de ce procédé, c'est que le bord postérieur de la cloison est sur la même ligne transversale que les orifices tubaires ; donc, quand le bec de la sonde touche ce bord, il se trouve à la distance voulue et on n'a plus qu'à la faire tourner d'une demi-circonférence, en se guidant sur la position de l'anneau placé près de son pavillon, pour pénétrer dans la trompe.

Si elle est bien placée, elle ne peut être repoussée en arrière, parce que le bourrelet cartilagineux de la trompe, qui est très saillant, s'y oppose ; si elle ne se trouve que dans la fossette de Rosenmüller, on peut la déplacer en avant et en arrière sans difficultés.

Le meilleur critérium d'ailleurs est le résultat de la douche d'air, contrôlé par l'auscultation avec l'otoscope.

Pour pratiquer l'insufflation, on adapte au pavillon de la sonde l'embout qui termine la poire de caoutchouc. Il est de beaucoup préférable que cet embout soit relié au ballon par un court tube de caoutchouc, parce que si les deux instruments sont solidaires l'un de l'autre, le moindre déplacement du ballon imprime à la sonde des mouvements qui peuvent la déplacer et qui en tous cas peuvent excorier la muqueuse tubaire.

La sonde est maintenue en place avec une petite pince (de Bonnafond, de Delstanche) ou mieux encore avec les doigts, pendant que la main droite presse vivement et à 5 ou 6 reprises successives la poire de caoutchouc.

Pour retirer la sonde on tourne son bec de haut en bas et on la tire à soi doucement surtout si on a rencontré des obstacles pour la placer, qu'elle doit contourner à nouveau pour sortir.

Les procédés de cathétérisme sont nombreux ; chacun prenant pour point de repère pour se diriger un point spécial : Triquet fait glisser son cathéter, à peine coudé sous le cornet inférieur et le pousse à environ 10 millimètres en arrière de la terminaison du cornet ; Boyer ramène le cathéter du fond du pharynx jusqu'au voile du palais avant de lui imprimer le mouvement de rotation. Itard prend la distance de la base de la luette aux incisives supérieures et fait pénétrer la sonde d'emblée à cette même longueur qui, pour lui, représente la distance de la trompe à l'entrée de la fosse nasale ; Lowenberg conduit la sonde jusqu'au voile du palais et engage alors le malade à faire un mouvement de déglutition qui dirige la sonde dans la trompe, etc.

Ce sont des procédés auxquels on pourra avoir recours si le premier ne réussit pas.

Les difficultés de l'opération tiennent ou à la sensibilité exceptionnelle du malade ou à des obstacles.

A côté des malades qui redoutent le cathétérisme parce que c'est une opération qui les effraye, il en est dont le pharynx est si sensible que le moindre contact est accompagné de symptômes très pénibles : toux quinteuse, nausées, vomissements, etc. On rencontre des malades qui ne sont sensibles que d'un côté, l'autre pouvant être cathétérisé sans le moindre inconvénient.

Parmi les obstacles il faut citer : l'hypertrophie des cornets, la déviation notable et les crêtes de la cloison, les tumeurs des fosses nasales (polypes muqueux, fibreux, sarcomes), les végétations adénoïdes de la paroi latérale du pharynx.

Contre les obstacles mécaniques il n'y a d'autre traitement que celui de ces affections elles-mêmes ; s'il s'agit au contraire d'une sensibilité exquise du pharynx, on l'atténuera considérablement en faisant précéder le cathétérisme d'un badigeonnage du pharynx supérieur avec une solution de cocaïne au 10°.

Il est certains malades, affectés de végétations adénoïdes, de pharyngite chronique, chez lesquels la douche d'air ne pénètre pas la sonde étant en bonne position ; cela tient à ce que l'ouverture du cathéter vient appuyer contre un repli muqueux hypertrophié de la trompe ou à ce que l'obstacle siège au delà du bec du cathéter.

En présence d'un pareil cas on fait avaler une gorgée de liquide au moment où on presse sur le ballon de caoutchouc, et si l'air ne passe pas encore, introduire une bougie tubaire avec beaucoup de douceur s'il s'agit d'une inflammation récente, ou encore remettre le cathétérisme à une autre séance et combattre l'inflammation du pharynx par des humages d'eau chaude salée, des irrigations nasales, etc.

Chez les enfants, la douche par la méthode

de Politzer suffisant dans la plupart des cas,
on n'a recours au cathétérisme qu'exceptionnellement.

CARIE DU TEMPORAL

La carie du temporal est une complication
assez fréquente des otites chroniques suppurées; elle peut survenir exceptionnellement
dans l'otite moyenne aiguë.

Toutes les parties du temporal sont susceptibles d'être atteintes de cette altération :
conduit auditif externe, oreille moyenne,
oreille interne.

L'oreille moyenne en est plus souvent
frappée parce que les inflammations suppuratives y sont plus fréquentes et ont une
tendance à passer à l'état chronique si elles
ne sont pas très bien soignées au début.

Le siège de la carie de l'oreille moyenne
est variable ainsi que les conséquences
qu'elle entraîne : Voici quelques indications; la carie de la paroi antérieure du
canal de Fallope détermine une paralysie
faciale ; celle du toit de la caisse ou de la
mastoïde un abcès sous-dure-mérien ou un
abcès cérébral; celle de la paroi intérieure

de la caisse peut être suivie d'ulcération de
la carotide ou de la veine jugulaire ; la carie
de l'apophyse mastoïde donne lieu à un
abcès rétro-auriculaire ou à une fistule s'ouvrant dans le conduit auditif externe ; la
carie de l'oreille interne, secondaire à une
otite suppurée chronique, peut entraîner un
abcès crânien par la voie du conduit auditif
interne, etc.

Dans tous les cas, la suppuration ne tarit
pas, tant que le séquestre n'est pas éliminé,
et la thérapeutique reste impuissante tant
que ce résultat n'est pas obtenu.

Hartmann résume très brièvement les
symptômes de la carie dans les propositions
suivantes. Pour établir le diagnostic on se
basera sur :

1° La longue durée d'une otorrhée fétide qui
ne guérit pas par le traitement ordinaire ;

2° La présence de granulations s'épanouis-
sant hors de la caisse, dont on ne peut
obtenir la guérison, attendu qu'elles repul-
lulent rapidement après avoir été enlevées ;

3° Le rétrécissement de la moitié interne
de la portion osseuse du conduit auditif
par une voussure de la paroi postérieure ;

4° L'élimination de petits séquestres par

le conduit auditif non suivie d'une diminution de la sécrétion ;

5° L'existence actuelle ou antérieure d'ouvertures fistuleuses en arrière du pavillon coïncidant avec une sécrétion abondante et fétide ;

6° L'existence dans ces conditions, au pourtour de l'oreille, de gonflement, d'une infiltration diffuse, d'abcès ou de gonflement des ganglions lymphatiques.

Il faut y ajouter la constatation avec le stylet d'un point dénudé donnant une sensation rugueuse.

Ce dernier signe, ainsi que l'élimination par le pus de parcelles osseuses, sont caractéristiques de la carie.

Avec le stylet, on pourra rechercher l'étendue de la carie, apprécier si le séquestre est mobile ou encore adhérent, et juger ainsi de l'opportunité d'une intervention.

Il y a lieu d'intervenir quand on peut espérer mettre fin aux accidents en enlevant le séquestre et quand l'opération n'expose pas le malade à de plus grands dangers que ceux dont il est menacé en s'abstenant : il est en effet des régions où la carie doit être traitée par les moyens médicaux.

La carie limitée à la paroi antéro-inférieure du conduit auditif ne nécessite pas une
grave opération ; l'antisepsie rigoureuse de
la région avec un grattage à la curette suffît
généralement à guérir, avec un temps plus
ou moins long, l'altération osseuse de cette
région.

Pareille lésion siégeant sur la paroi postérieure indique le plus souvent une atteinte
de l'apophyse mastoïde, dont elle n'est qu'un
symptôme ; ce sera donc à la trépanation, à
l'évidement de cette apophyse qu'il faudra
recourir.

Il n'est pas rare de voir les perforations
de la membrane de Schrapnell s'accompagner de carie de la marge tympanique ou
des osselets ; si la suppuration persiste
malgré l'antisepsie, s'il n'y a point de doute
sur l'existence de la carie, l'intervention est
indiquée pour arrêter la suppuration et
l'extension du processus inflammatoire à
l'antrum et à l'apophyse mastoïde. Tantôt la
marge tympanique seule est atteinte, tantôt
ce sont les osselets, marteau et enclume, qui
sont altérés, ou encore ces deux parties le
sont en même temps. On procédera donc à
l'ablation des osselets ou à l'évidement de la

marge tympanique suivant la distribution de la carie.

Lorsque l'altération osseuse siège sur la paroi inférieure de la caisse, le toit du tympan ou le canal de Fallope, le diagnostic précoce est le plus souvent impossible et ce n'est que par les conséquences que l'on peut porter un diagnostic de présomption ; abcès cérébral, hémorragie des gros vaisseaux, paralysie faciale, etc., tels sont les symptômes par lesquels s'accuse la carie siégeant sur ces régions.

Cependant, il ne faut pas regarder la paralysie faciale comme un symptôme indubitable de carie de la paroi interne de la caisse, car elle se présente fréquemment dans des cas où cette altération fait défaut.

L'abcès cérébral peut survenir en dehors de toute carie du tegmen *tympani ;* il est alors le résultat du transport des produits infectieux de l'oreille moyenne par la voie des vaisseaux sanguins ou lymphatiques.

Le traitement s'appliquera à la complication plutôt qu'à la carie qui est hors de notre portée.

Dans certains cas, le séquestre plus ou moins volumineux est mobile et n'est plus retenu que par quelques parties molles ou quelques liens de faible résistance : on peut à l'aide de crochets mousses ou de pinces l'extraire comme on ferait d'un corps étranger.

Au traitement local il sera utile d'adjoindre un traitement général approprié, car la plupart des malades sont plus ou moins affaiblis par l'otorrhée chronique.

CICATRICES DU TYMPAN

La perte de substance qui résulte d'une petite perforation spontanée ou chirurgicale de la membrane du tympan se répare par un tissu cicatriciel qui ne gêne en rien les fonctions de cet organe. Cependant, si après la formation de cette cicatrice il survient une obstruction tubaire, celle-ci en raison de sa laxité et de sa minceur est attirée en dedans et peut contracter une adhérence avec la paroi interne ou les branches des osselets.

De libre, la cicatrice est devenue fixe ; ce n'est là qu'un des processus de formation des cicatrices adhérentes ; le plus souvent celles-ci se forment par une néo-formation de tissu conjonctif ou un épaississement suivi de rétractions des nombreux plis muqueux qui parcourent en tous sens, à l'état normal, la cavité de l'oreille moyenne.

Très souvent aussi, les larges perforations du tympan adhèrent par une partie ou la totalité de leur bord aux parties profondes de la caisse, soit au promontoire soit, mais moins fréquemment, à la longue branche de l'enclume.

Au point de vue thérapeutique, il y a lieu de distinguer les cicatrices lâches, extensibles, des cicatrices rigides et fixes ; tandis que les premières sont justiciables d'un traitement mécanique (douches d'air, aspiration de l'air du conduit auditif) et n'empêchent pas absolument les fonctions du tympan ; les secondes, par leur rigidité, immobilisent complètement la membrane.

Leur diagnostic ne doit pas se borner seulement à la constatation de leur existence, il faut encore étudier leur siège, leur étendue, leur extensibilité, l'absence ou la coexistence d'une perforation ; les symptômes objectifs, le résultat de la douche d'air, les données fournies par le spéculum de Siegle, le stylet permettront d'éclairer, dans la plupart des cas, le diagnostic.

Il est impossible de donner la symptomatologie de l'aspect cicatriciel du tympan, car il n'est pas deux cas absolument semblables; autant de sujets, autant d'aspects différents.

L'intervention est indiquée : 1° quand il y a surdité très prononcée des deux oreilles; si l'une est encore bonne, ce n'est plus une opération de nécessité, mais presque de complaisance.

2° Quand le résultat des épreuves de Weber, Rinne, Bing, Gellé, le diapason, etc., indiquent que le labyrinthe n'est pas atteint ou ne l'est que légèrement.

3° Quand il y a de grandes présomptions pour que la libération des parties adhérentes soit suivie d'une augmentation de l'audition. Il est vrai que bien souvent il est difficile de prévoir le bénéfice que tirera le malade de l'opération; cependant un examen clinique minutieux permettra, assez souvent, de pressentir le résultat de l'intervention chirurgicale.

4° On ne doit opérer que quand la suppuration est arrêtée; sans cela, la persistance de l'inflammation peut créer de nouvelles adhérences ou faire échouer l'opération.

Traitement. — Il est impossible d'indiquer le mode de traitement à appliquer à tous les cas, étant donné la diversité des modalités cliniques des adhérences auxquelles vient s'ajouter encore la coexistence d'altération portant sur les osselets ou leurs articulations, de perforations variables dans leur nombre, leur siège, leur dimension, etc.

L'état de l'audition, très différent chez les malades atteints de cicatrices tympanales, vient, de plus, compliquer le problème.

Aussi nous bornerons-nous à quelques indications générales.

En général, les cicatrices libres de toute adhérence ne nécessitent aucun traitement chirurgical ; il faut en excepter les cas où elles sont très larges, très mobiles et enfoncées : si la douche d'air n'amène pas une amélioration très notable de l'audition, on peut pratiquer des incisions multiples et parallèles sur ce tissu aminci pour provoquer une inflammation qui aboutira à une cicatrice épaisse, résistante, comme l'est le tympan normal.

Si la cicatrice est adhérente, mais de petite dimension, et si le tympan est encore mobile dans la plus grande partie de son étendue, il est préférable de s'abstenir de toute intervention ; d'ailleurs, en pareil cas, s'il n'y a pas d'autres lésions de l'oreille, la fonction auditive est assez satisfaisante.

On observe des cas où la cicatrice consécutive à une large perforation est adhérente par une base assez étendue à la paroi du promontoire et immobilise plus ou moins complètement le reste de la membrane et le manche du marteau. La douche d'air permet de reconnaître les dimensions de la partie adhérente parce que celle-ci reste fixe, tandis que les parties voisines sont repoussées en dehors.

Ce renseignement obtenu, on peut faire une incision dans la portion libre, de façon à libérer les parties du tympan qui sont encore mobiles. Pour éviter que la plaie ne se réunisse ou que la nouvelle cicatrice qui se produira ne contracte les mêmes adhérences, on pratiquera régulièrement des douches d'air pour repousser le tympan au dehors.

Quand la destruction pathologique du tympan occupe la plus grande partie de son étendue et que l'extrémité du manche du marteau est isolée, on constate assez fréquemment que celle-ci est repoussée en arrière et a contracté une adhérence solide avec le promontoire.

Dans ces cas, Politzer conseille de pratiquer des incisions verticales multiples dans le tissu cicatriciel qui se trouve dans le voisinage immédiat de l'extrémité du manche, le dégagement de celui-ci ne donnant pas de meilleurs résultats et étant suivi d'une nouvelle adhérence.

Il est superflu d'ajouter que le malade ne tirera un bénéfice de l'intervention que si la continuité de la chaîne des osselets n'est pas rompue : il est certain que la libération du tympan ne sera suivie d'aucun effet si la longue branche de l'enclume a été éliminée par carie ou nécrose.

Des brides cicatricielles peuvent relier étroitement le segment postéro-supérieur du tympan à la tête de l'étrier ou à l'extrémité de la longue apophyse de l'enclume et empêcher ces osselets de se déplacer sous l'influence des ondes sonores ; Politzer fait, dans ces cas, une incision horizontale juste au-dessous de la tête de l'étrier qui est ainsi mobilisé.

Il est difficile, pour ne pas dire impossible, de sectionner dans ces cas les brides qui, tendues comme des cordes, rattachent une partie du tympan aux parties fixes ou mobiles de la caisse ; en portant le bistouri dans cette région, on s'expose fort à léser les osselets ou à rompre l'articulation malléo-incudale ; d'ailleurs la synéchotomie ou section des brides, synéchies, n'a pas donné de meilleurs résultats que les incisions portant sur la membrane du tympan ; de plus, les réactions inflammatoires sont bien plus à craindre qu'après la simple section du tympan.

Si le tendon du tenseur est fortement rétracté, le manche est porté en dedans et presque immobilisé ; le pli postérieur est tendu et saillant ; la ténotomie du tenseur pourra procurer une amélioration notable. Si cela ne suffit pas, on pourra pratiquer la plicotomie ou section du pli postérieur qu'a conseillé le premier Politzer en 1871.

CONDYLOMES DU CONDUIT AUDITIF

Expression locale de la syphilis, les condylomes du conduit sont rares ; ils coïncident généralement avec d'autres manifestations secondaires muqueuses ou cutanées.

Au début, papules larges, qui s'hypertrophient peu à peu au point de fermer le conduit auditif et de gagner le tympan si le traitement ne vient pas enrayer leur marche : sécrétion plus ou moins abondante. Douleurs irradiantes à la période d'ulcération. Bourdonnements, surdité, en rapport avec l'occlusion du méat.

Traitement. — Le traitement doit être local et général, antisepsie complète du conduit par les injections avec une sonde fine s'il y a obstruction ; puis insufflation de poudre de calomel pure ou mélangée à parties égales d'amidon ; application de pommade au précipité blanc.

Si les condylomes sont très hypertrophiés, cautérisation avec le crayon ou une solution de nitrate d'argent au 1/5e tous les trois ou quatre jours ; après leur affaissement, badigeonnages avec une solution de sublimé à 1 : 300 ou de la teinture d'iode.

Concurremment avec le traitement local, il faut administrer le traitement mercuriel : pilules de protoiodure de mercure de 0,05

centigrammes, ou liqueur de van Swieten :
1 cuillerée à bouche dans un verre de lait le
matin ou frictions avec onguent mercuriel.

CORPS ÉTRANGERS DE L'OREILLE

Il est inutile de faire la nomenclature de
tous les corps étrangers du conduit auditif,
car ils sont des plus variés ; les plus communs sont les petits cailloux, les têtes en
os de crayon ou des morceaux de craie,
les pois, les haricots : à titre exceptionnel, on est consulté pour des insectes
vivants.

Certains corps étrangers, comme les
graines de blé chez les meuniers par
exemple, peuvent rester indéfiniment dans le
conduit auditif sans révéler leur présence par
aucun symptôme ; cela s'explique par l'existence d'une masse cérumineuse qui englobe
l'objet et l'empêche d'irriter le tympan ou
le fond du méat ; mais le plus souvent il
existe des symptômes assez pénibles pour
attirer l'attention de ce côté : bourdonnements, surdité, élancements, etc. ; la pénétration d'un insecte vivant donne lieu à des

bruits subjectifs des plus pénibles, qui affolent réellement le malade.

Traitement. — Le traitement varie, on peut le dire, presque avec chaque cas.

S'il s'agit d'un petit caillou, ou un objet analogue ayant pénétré jusqu'au fond du méat, sans qu'il y ait été poussé par des manœuvres violentes, des injections d'eau tiède suffisent le plus souvent à l'extraire.

On facilite son issue en faisant incliner la tête du patient du côté de l'oreille atteinte pour que l'action de la pesanteur vienne s'ajouter à l'effet propulseur de l'injection.

Dans les cas où le corps étranger est, non pas arrondi, mais allongé ou aplati par une de ses extrémités, on l'extraira plus facilement avec la pince coudée à branches glissantes, dont les mors s'ouvrent largement sans que les branches s'écartent.

En règle générale, on ne doit jamais employer un instrument sans être bien éclairé et bien voir où on le dirige ; l'introduction au jugé, à l'aveugle, étant souvent inefficace et toujours dangereuse.

Si l'objet et très petit, enclavé dans le sinus prétympanique et si les injections bien faites n'ont pas réussi, on peut avoir recours à la méthode agglutinative (Lowenberg); on peut, pour cela, faire usage d'une solution de gélatine, de caoutchouc, de gutta-percha, de glu, de collodion ou d'alun, que l'on fait fondre au bout d'un stylet mousse.

Le stylet ainsi enduit est porté sur le corps étranger et laissé en place jusqu'à durcissement de l'agglutinatif; on n'a plus alors qu'à le retirer pour extraire l'objet.

Parfois le corps étranger est assez volumineux pour n'avoir pas franchi l'isthme du méat; la conduite à tenir varie avec la nature de l'objet.

Si l'objet est cylindrique et assez long, on peut facilement le saisir avec des pinces; s'il est arrondi ou ovoïde comme un caillou, un pois, un haricot, l'usage des pinces ne servirait qu'à l'enfoncer davantage; on aura recours alors aux crochets pointus ou mousses.

Le crochet pointu peut s'implanter dans un objet mou, comme un pois, et suffit souvent pour l'extraire; la manœuvre est facile, si le corps étranger déborde suffisamment l'isthme pour qu'il y ait un intervalle entre celui-là et la paroi du conduit ; on glisse alors le crochet à plat sous le corps étranger, puis on lui imprime un mouvement de rotation qui dirige l'extrémité pointue dans l'épaisseur du corps du délit que l'on attire au dehors.

Le cas est un peu plus difficile si l'objet est régulièrement arrondi, comme une bille, un gros pois, un caillou, etc. Il faudra dans ce cas faire usage d'un stylet aplati, légèrement coudé à 3 ou 4 millimètres de son extrémité ; cet instrument agit alors comme un levier qui pousse par derrière le corps étranger du côté du pavillon. On cherche le point où il y a le plus d'intervalle entre la paroi du conduit auditif et le corps étranger, on glisse à plat le petit levier le long de la paroi supérieure du méat ou mieux encore de l'inférieure qui est plus longue et expose moins à léser le tympan, puis, quand on suppose que la petite branche est en arrière de l'objet, on redresse l'instrument, ce qui rend le levier oblique par rapport à l'axe du conduit ; on n'a plus qu'à tirer vers soi pour désenclaver et pousser au dehors le corps étranger.

Au sujet des corps qui gonflent par imbibition d'eau (pois, haricots, etc.), il est une précaution qu'on ne doit pas oublier : c'est de ne jamais employer l'eau en injections, à moins d'être assuré de pouvoir retirer le corps étranger dans la même séance, parce que si on est obligé d'intervenir ultérieurement, fût-ce le lendemain, l'objet ainsi imbibé, en se gonflant, détermine des symptômes plus pénibles, et rend son extraction plus laborieuse.

On pourra se servir comme liquide à injection soit de l'alcool dilué et mieux encore de l'huile d'olive pure ou phéniquée; les instillations d'huile ont provoqué dans quelques cas l'expulsion spontanée du corps étranger.

Si des tentatives maladroites d'extraction n'ont abouti qu'à pousser l'objet au delà de l'isthme du conduit auditif, l'opération présente alors de réelles difficultés, surtout si le corps étranger est volumineux ou allongé ; dans ce dernier cas, en effet, il peut être dans une position telle que son grand axe ne réponde pas à l'axe du conduit.

Cette présentation oblique ou transversale rend l'extraction impossible; dans cette éventualité, à l'aide d'injections ou du stylet coudé, on tâche de modifier cette position, de manière que l'objet se présente suivant son petit axe qui franchira ainsi aisément la partie la plus rétrécie du conduit auditif osseux.

Pour les corps arrondis, très mobiles quand ils ont franchi l'isthme, les pinces, curettes, crochets pointus ou mousses échouent quelquefois ; on essayera alors de le saisir dans l'anse d'un serre-nœud, suivant un de ses diamètres, comme on fait pour extraire le bouchon d'une bouteille, à l'aide d'une ficelle.

Si on est obligé de faire plusieurs tentatives successives (l'introduction d'une anse métallique, toujours rigide, irritant les parties molles), on pourra faire usage de crin de Florence, assez solide et résistant pour entourer le corps étranger, et cependant assez souple pour ne pas contusionner la membrane tympanique.

Ce procédé est beaucoup plus simple et plus efficace que la perforation (d'un noyau de cerise, par exemple) avec le galvano-cautère dans le but de pouvoir saisir avec un stylet coudé le corps ainsi perforé.

Nous ne ferons que signaler l'introduction

dans le canal d'une perle, d'une tige mince
de laminaria qui, en se gonflant par imbibition, fixe celle-ci et permet de la retirer ; il
n'est pas aussi facile d'enfiler une perle à
cette profondeur, se présentât-elle bien, que
de l'entourer avec l'anse d'un serre-nœud
qu'on peut enduire d'un corps gluant pour
qu'elle ne glisse pas trop aisément.

Il peut arriver que le corps étranger soit
pâteux, adhérent au fond du conduit ;
comme les injections ne suffisent pas toujours, on se servira d'une curette à bords
mousses ; dans une de nos observations il
s'agissait d'un fragment de couleur grasse
qui était resté six mois dans le conduit, sans
déterminer de symptômes sérieux ; le curettage seul permit de l'extraire d'une façon
complète.

L'introduction d'un insecte vivant dans
l'oreille est extrêmement pénible ; on arrivera à tuer l'animal en versant dans l'oreille
un liquide quelconque que l'on aura sous la
main ; eau ordinaire, eau-de-vie ou alcool et
encore mieux de l'huile ; on le retirera alors
comme un simple corps étranger.

Dans certains cas, relativement rares étant
donné la fréquence des corps étrangers, les

manœuvres inconsidérées, faites sans le secours de l'éclairage et du speculum auris, ont déterminé une déchirure de la membrane du tympan ; l'objet s'engage et pénètre dans la caisse. Dès lors, le diagnostic est parfois difficile ; car le conduit auditif est tuméfié, rétréci, l'exploration du tympan rendue par cela même délicate et pour peu que l'objet soit petit ou ait pénétré complètement dans la cavité de l'oreille moyenne, on peut se demander s'il est encore dans l'oreille, ou si son expulsion n'a pas passé inaperçue.

Néanmoins on arrive le plus souvent à déceler sa présence par la sensation que donne le stylet mousse quand il touche un corps dur, non revêtu d'une couche molle, comme l'est le promontoire : celui-ci donne en effet la sensation que donne le stylet heurtant un caillou ou autre matière analogue. Cependant l'erreur a été commise plusieurs fois au grand préjudice des malades.

Le diagnostic étant posé, si on voit nettement le corps du délit, on peut essayer de le dégager avec un petit crochet mousse ou le stylet à levier ; l'usage de la pince ne serait indiquée que s'il s'agissait d'un corps allongé dépassant notablement la face externe du tympan.

Si les tentatives d'extraction ne réussissent pas on aura recours au lavage de la caisse par la trompe d'Eustache (voir *Injections par la trompe*) en se servant d'eau bouillie ou d'une faible solution boriquée, phéniquée. Cette sorte d'injection rétrograde a été quelquefois suivie de succès. (Deleau, Lucœ.)

Si tous les moyens mis en œuvre ne réussissent pas, il faut procéder au décollement du pavillon.

Cette opération a pour but de diminuer la profondeur du conduit auditif de toute la longueur de la portion cartilagineuse et de rendre ainsi les recherches plus faciles. Comme le conduit cartilagineux représente, chez l'adulte, environ 1/3 de la longueur totale du canal, le tympan sera donc encore à 15 ou 16 millimètres du nouvel orifice externe du méat; chez l'enfant, où la portion osseuse du conduit auditif est d'autant plus courte que l'enfant est plus jeune, puisque chez le nouveau-né cette portion osseuse n'existe pas, le tympan sera donc plus proche que chez l'adulte, et par conséquent plus accessible.

Voici la technique opératoire : on fait parallèlement au sillon rétro-auriculaire et à une distance de quelques millimètres une incision qui va jusqu'à l'os, on pince une artériole qui se trouve à la même hauteur que le tragus, puis on décolle le pavillon jusqu'au conduit auditif qui est sectionné au ras de la portion osseuse. Le pavillon est fortement recliné en avant et en bas pour découvrir le conduit auditif; on a alors le tympan sous les yeux, à moins que la tunique cutanée qui revêt les parties profondes soit tuméfiée, boursouflée.

On explore, guidé par un bon éclairage, la région où se trouve le corps étranger, et on cherche le point où l'on peut glisser un petit crochet mousse, en arrière de celui-ci ; on arrive alors à l'extraire assez facilement, à moins qu'il n'ait été poussé violemment par les tentatives d'extraction antérieures et qu'il ne soit fortement enclavé.

L'opération faite, on pratique une injection boriquée et on procède à la suture du pavillon.

Pansement à la gaze iodoformée.

Il arrive parfois que la coaptation du pavillon n'est pas très exacte ; il en résulte un rétrécissement consécutif du conduit que l'on peut facilement empêcher, si on a soin de placer dans le conduit auditif un drain à paroi épaisse, de même diamètre que ce canal ; ce tube exerce une légère compression excentrique et sert de tuteur au conduit cartilagineux.

Certains auteurs pratiquent le décollement du périoste de l'apophyse mastoïde jusqu'au conduit auditif ; nous ne voyons pas d'avantages à cette méthode qui expose à une nécrose partielle du temporal.

Faut-il décoller les téguments qui recouvrent le conduit auditif osseux ? Si la tuméfaction est très prononcée et empêche de voir le corps étranger, il y a intérêt à le faire ; si au contraire le conduit présente ses dimensions normales, on ne se donne pas plus de jour en compliquant ainsi l'opération qu'en laissant le périoste du conduit en place.

Anesthésie. — Comme ce sont les enfants qui fournissent de beaucoup le plus fort contingent des malades atteints de corps étrangers de l'oreille, il sera indispensable, pour peu que l'extraction soit difficile ou nécessite une parfaite immobilité, d'anesthésier le sujet.

On peut recourir au bromure d'éthyle, si on pense qu'il suffise d'un instant d'immobilité pour faire l'opération ; mais si on prévoit des difficultés qui rendent l'opération un peu longue, l'anesthésie complète est de rigueur.

Les complications telles que contusion des parties molles du conduit auditif, perforation du tympan, otite moyenne suppurée seront traitées par les moyens appropriés.

ECZÉMA DE L'OREILLE

L'eczéma peut être aigu ou chronique :

Eczéma aigu. — Il est inutile d'insister sur les symptômes objectifs de l'eczéma aigu qui se présente avec les mêmes caractères que sur les autres parties du corps : vésicules transparentes au début, puis louches, croûtes melliformes, tuméfaction, rougeur de la région, etc. ; après la chute des croûtes, peau rouge, lisse, comme vernissée, avec fissures plus ou moins notables, etc.

Le siège de prédilection chez les enfants est la rainure rétro-auriculaire et le lobule.

Traitement. — Au début : traitement émollient : cataplasmes de fécule, eau d'amidon, introduction dans le conduit d'une mèche aussi épaisse que possible, imbibée de glycérine neutre ou d'une infusion de camomille et de fleurs de sureau (Brocq).

Hartmann conseille les badigeonnages avec une solution d'acide phénique ou salicylique à 1 ou 2 p. 100 dans de l'huile d'olive ou une application de petites compresses imbibées de cette solution.

Si la sécrétion est abondante, couvrir de poudre d'amidon, sauf dans le conduit où l'amidon formerait une pâte qui augmenterait l'occlusion.

Quand la sécrétion est moins abondante, on fait tomber les croûtes par des applications d'huile d'olive ou de vaseline boriquée ou de baume du Pérou. Chatelier[1] emploie l'iodol avec lequel il a obtenu de bons résultats. Le traitement qu'il préconise est le suivant :

---

[1] *Archives de laryngologie.* Juillet-août, 1893.

Dans l'eczéma humide, faire un lavage avec de la liqueur de Van Swieten étendue de trois à quatre fois son volume d'eau chaude, puis sécher avec du coton hydrophile.

Puis saupoudrer le pavillon et remplir le conduit auditif avec la poudre d'iodol.

On renouvelle le pansement matin et soir jusqu'à guérison complète (de un à huit jours).

Dans l'eczéma sec du pavillon, après le lavage avec la liqueur de Van Swieten, on fait une onction avec la pommade suivante, matin et soir :

Iodol. . . . . 1 gramme.
Lanoline . . . . 30 grammes.

Si l'eczéma sec siège dans le conduit auditif, on fait une injection avec la liqueur de Van Swieten pour enlever les produits de desquamation et on sèche avec de l'ouate hydrophile. Cela fait, le malade inclinant la tête du côté opposé, on remplit le conduit du mélange suivant :

Iodol. . . . . 1 gramme.
Huile de paraffine. . . . . . 30 grammes.

que l'on maintient dans l'oreille en appliquant un tampon d'ouate dans le méat.

Ce pansement, renouvelé matin et soir, amène la guérison en quinze jours.

Eczéma chronique. — Caractérisé surtout par une desquamation incessante, épaississement et rougeur de la peau, sensation de chaleur, prurit ; les vésicules n'apparaissent qu'à l'occasion d'une poussée, etc.

Traitement. — Il est inutile de rappeler le traitement que préconise Chatelier dans l'eczéma sec et qui lui a donné d'excellents résultats : il sera donc indiqué d'y recourir tout d'abord.

Vidal recommande la pommade suivante :

Glycérole d'amidon ou cérat
    sans eau . . . . 30 grammes.
Huile de cade. 5   —
Précipité jaune . . . . 1 gramme.

ou bien :

Cérat sans eau . . . . 20 grammes.
Précipité jaune . . . . 1 gramme.

Politzer, quand l'épiderme est très épaissi et calleux, conseille des frictions fréquentes avec l'huile d'olive, l'huile de foie de morue ou le baume du Pérou, et au besoin avec une solution alcoolique de savon noir.

Puis frictions avec de l'huile de ruscus et quand la peau est devenue lisse et souple, onctions avec la pommade suivante :

     Huile de hêtre . . . . 10 grammes.
     Glycérine. 5   —
     Onguent émollient 40   —

ou :

     Huile de Cade. . . . . 1 gramme.
     Glycérine. . . . . 35 grammes.

ou bien la pommade de Wilson :

     Axonge lavée et purifiée . . 240 grammes.
     Poudre de benjoin 5   —

Liquéfier en vase clos et passer à travers un linge. Ajoutez :

     Oxyde de zinc purifié . . . . 50 grammes.

Hardy a proposé la formule suivante :

     Cold cream. . . . . 30 grammes.
     Glycérine. 8   —
     Oxyde de zinc 2   —
     Teinture de benjoin. . . . . XV gouttes.

Si la démangeaison est vive, on peut ajouter un peu d'essence de menthe à ces pommades ou avoir recours aux formules suivantes :

     Acide tartrique. . . . . 1 gramme.
     Glycérole d'amidon . . . . . 20 gr.   (Vidal.)

ou bien :

Acide tartrique . . . .   1 gramme.
Acide salicylique . . . . . .   0,50 à 1 gr.
Glycérole d'amidon . . . . .   25 gr.   (Brocq.)

Les solutions fortes de nitrate d'argent (1/10e ou 1/20e) employées en badigeonnages ont souvent donné de bons résultats. Notamment dans l'eczéma impétigineux, des cautérisations avec une solution de nitrate d'argent au 1/50e, répétées tous les trois ou quatre jours, ont amené une guérison rapide.

Il serait oiseux de mentionner tous les médicaments que l'on a opposés à l'eczéma aigu ou chronique ; si les indications que nous avons données ne suffisent pas, on consultera les traités des maladies de la peau (Kaposi traduit par Doyon et Besnier, Hardy, Brocq, etc.).

Si le traitement local de l'eczéma est capital, le traitement général a aussi une grande importance. On surveillera avec soin l'état de l'estomac et des intestins, on proscrira les excitants (vin pur, café, liqueurs, les poissons de mer, les coquillages, les épices).

Les alcalins, la liqueur de Fowler, l'huile de foie de morue, les ferrugineux ont parfois leurs indications ; il y aura donc intérêt à les prescrire dans des cas déterminés.

ENGELURES DE L'OREILLE

L'érythème pernio, plus connu sous le nom d'engelures, siège par ordre de fréquence aux mains, aux pieds, puis aux oreilles, au nez, aux joues.

Les engelures débutent ordinairement par le lobule de l'oreille, qui devient rouge violacé, luisant, mais peuvent s'étendre à tout le pavillon et même au conduit auditif qui subissent les mêmes modifications.

A un degré plus avancé il se forme une ou plusieurs phlyctènes qui en s'ouvrant laissent le derme à nu, ulcéré plus ou moins profondément. La sensation de brûlure, les démangeaisons varient· avec le degré et l'étendue de la lésion ; ils augmentent vers le soir ou quand le malade passe du froid au chaud.

Les engelures guérissent spontanément quand la température atmosphérique s'élève, à moins qu'il n'y ait des ulcérations profondes.

Bénignes en général les engelures peuvent

amener dans certains cas de graves complications : gangrène de pavillon (Triquet), surdité par altération de l'oreille moyenne,
bourdonnements incurables, occlusion partielle ou complète du conduit auditif (Ladreit de Lacharrière).

Le diagnostic n'offre pas en général de
difficultés étant donné l'apparition régulière
de cette affection tous les hivers, la coexistence de pareille lésion sur les mains et les
pieds, l'aspect de la lésion, etc.

Traitement. — Il y a utilité à ne pas négliger les engelures du pavillon qui peuvent
déformer l'oreille et déterminer de graves
complications, comme nous venons de le dire.

Le traitement doit être à la fois local et
général.

Le traitement local est analogue à celui
que l'on prescrit pour les mains.

A la période d'érythème on peut prescrire
des lotions avec une infusion de feuilles de
noyer, puis une légère friction avec de l'alcool camphré, enfin on soupoudre avec :

Salicylate de bismuth. . . . 10 grammes.
Amidon. . . . . 90 gr. (Besnier.)

Si les démangeaisons sont très incommodes, frictionner avec la solution suivante :

Tanin . . . . 10 centigrammes.
Glycérine. . . . . . . ⎰ ââ 50 grammes.
Eau de roses . . . . . ⎱

avant d'appliquer la poudre précédente.

Comme astringents on peut employer les formules suivantes :

Alun . . . . ⎰ ââ   5 grammes.
Borax. . . . . ⎱
Eau de roses . . . . 300 gr. (Liebreich.

Borax . . . .   5 grammes.
Onguent simple. . . . . .   25 gr.   (Brocq.)

Huile camphrée. . . . . .   2 grammes.
Lanoline. . . . .   20 gr.   (Brocq.)

Oxyde de zinc . . . . . .   2 grammes.
Vaseline.   20   —
Acide phénique . . . . .   20 centigrammes.

Ladreit de Lacharrière s'est bien trouvé des badigeonnages de teinture d'iode, répétés tous les deux ou trois jours.

Si les engelures sont ulcérées on peut employer le vin aromatique, l'alcool camphré, la liqueur de Van Swieten, le baume de Fioraventi, l'onguent styrax, le liniment oléocalcaire phéniqué au $1/100^e$ ou l'une des pommades suivantes :

Lycopode. . . . . . . ⎰ ââ 50 centigrammes.
Tanin. . . . . ⎱
Axonge . . . . 15 grammes.

Acide borique . . . .   1 gramme.
Chlorhydrate de morphine .   10 centigrammes.
Oxyde de zinc . . . .   1 gramme.
Vaseline. . . . .   15 gr.   (Brocq.)

On relèvera l'état général par l'administration de l'huile de foie de morue, des sirops iodurés, un régime tonique, etc.

S'il existe des complications du côté du conduit auditif ou la caisse, on les traitera par les moyens appropriés à chaque cas. (Voir *Atriése*, *Otite* moyenne.)

EXOSTOSES DU CONDUIT AUDITIF

Les exostoses siègent dans la portion osseuse du conduit auditif, soit dans sa partie profonde, soit à l'union des portions cartilagineuse et osseuse du méat.

La distinction des exostoses et des hypérostoses est un peu artificielle; Cassel regarde comme des hypérostoses les tuméfactions osseuses, multiples, à siège profond, s'implantant sur une large base, formées de tissu éburné; tandis que l'exostose est unique, pédiculée, et se fixe à l'union des portions osseuses et cartilagineuses du conduit; elle est formée de tissu spongieux.

Début insidieux ; symptômes subjectifs quand la tumeur est volumineuse et s'oppose à l'issue des sécrétions normales et pathologiques : douleurs, bourdonnements, surdité.

Signes objectifs : tumeur dure s'implantant le plus souvent sur la paroi postéro-supérieure ; mobile ou fixe suivant l'état du pédicule.

Traitement. — Le traitement purement médical n'a donné aucun résultat sérieux. Bonnafont, Troltsch ont pu rétablir la continuité du canal auditif, obstrué par la tumeur en poussant entre celle-ci et la paroi du méat une fine tige de laminaria qui en se gonflant dilatait le conduit auditif d'une façon suffisante pour que la surdité disparut.

Si, en arrière de l'exostose, il existe une accumulation de cérumen ou des produits de desquamation ou une sécrétion purulente, on arrivera à un nettoyage complet de la région en faisant des injections à l'aide d'une fine sonde de gomme poussée en arrière de l'obstruction.

Cette petite opération répétée aussi souvent qu'il sera nécessaire, suffira souvent pour rétablir l'audition.

Quand la tumeur est assez volumineuse pour obturer complètement le méat et qu'il existe une otite moyenne purulente avec symptômes sérieux de rétention du pus, l'intervention est indiquée et urgente : il faut enlever l'exostose.

L'opération peut se faire avec le ciseau gouge ; le malade étant chloroformé, on applique le ciseau à plat le long de la paroi du conduit auditif, contre le pédicule de la tumeur ; si le pédicule est mince, quelques coups de marteau suffisent pour le rompre. Il faut avoir soin de tenir le ciseau de façon que le coup de maillet donné, il soit relevé par les doigts agissant comme ressort.

On évite ainsi que le ciseau, après section du pédicule, ne vienne déchirer le tympan et pénétrer dans la caisse comme cela est arrivé.

Il est important de bien appliquer de prime abord le ciseau au point voulu, car l'hémorragie assez abondante qui se produit ne permettrait que difficilement de voir où on le place.

Bonnatout a perforé l'exostose à son

centre avec une lime, Mathewson, Delstanche se sont servi pour faire cette perforation d'un drill ou du tour des dentistes ; mais souvent, l'ouverture ne tarde pas à se combler malgré la présence d'un tube d'ivoire ou de métal.

Si le pédicule est mince et un peu long, la tumeur peut être arrachée violemment avec une pince (Cassels) ; on peut déterminer par cette manœuvre un décollement assez étendu de la peau du conduit auditif ; aussi est-il préférable, dans ce cas, si on ne veut pas se servir du ciseau, de sectionner le pédicule avec l'anse galvano-caustique ou d'appliquer une ligature élastique.

Celle-ci ne saurait sectionner le tissu osseux mais seulement le revêtement cutané ; ceci fait, on peut recourir au ciseau pour compléter le détachement.

Si la tumeur volumineuse s'insère profondément à l'union des portions cartilagineuse et osseuse du conduit et si les moyens indiqués plus haut sont inapplicables, on peut pratiquer le décollement du pavillon, ce qui permet d'opérer à ciel ouvert et de mieux diriger son intervention que par le canal étroit de l'oreille.

Dans certains cas, la tumeur très volumineuse contracte des adhérences, sur la plus grande partie de sa circonférence, avec le conduit auditif; il est dès lors impossible de reconnaître objectivement l'existence d'un pédicule, son point d'insertion, son diamètre et sa longueur. On ne peut donc dresser un plan opératoire avant d'avoir détaché avec la rugine la couche cutanée de l'exostose, pour permettre d'étudier le point d'implantation et y porter le ciseau. Cette décortication facilite la mobilisation de la tumeur quand le pédicule est sectionné ; si on ne la pratique pas, la tumeur est retenue, même après la section de sa base d'implantation, par la coque cutanée adhérente aux parois du conduit auditif.

FRACTURES DU TEMPORAL

Les fractures qui intéressent le temporal sont les seules que nous devons envisager ici, les autres étant du ressort de la chirurgie générale.

Il peut se faire que le conduit auditif soit seul fracturé, par une chute ou un coup sur

le menton, mais le plus fréquemment c'est
le rocher qui est atteint par les grands traumatismes.

Les traits de fracture du rocher peuvent
être parallèles ou perpendiculaires ou
obliques à l'axe de cet os.

Les fractures parallèles passent au niveau
ou en avant du conduit auditif externe, et
aboutissent au trou déchiré antérieur en
suivant la gouttière du petit nerf pétreux
(Duplay).

Les fractures transversales ou perpendiculaires passent au point où le rocher est le
moins résistant, c'est-à-dire au niveau du
vestibule et du limaçon ou de l'oreille
moyenne.

Quant aux fractures obliques, moins rares
que les précédentes, elles s'étendent de
l'apophyse mastoïde à l'oreille moyenne.

Nous n'insisterons pas sur le mécanisme
de ces diverses formes de fracture et les
théories émises par Saucerotte, Trélat,
Duplay, Felizet, Earle, Brodie.

Les symptômes physiques des fractures de
rocher manquent assez souvent, si le conduit
auditif est indemne, la déchirure du tympan
n'étant pas un signe certain de fracture du

temporal. On est donc obligé de s'en tenir aux symptômes rationnels.

Les commémoratifs peuvent avoir une certaine importance, quand ils sont précis (ce qui est assez rare) pour juger de la direction probable de la fracture, étant donné le siège du point atteint et la violence du heurt.

Les ecchymoses ne constituent pas un signe diagnostique d'une importance capitale pour la localisation de la fracture ; elles peuvent siéger à la région occipitale ou mastoïdienne, aux paupières, sous la conjonctive, sur le pharynx, la luette.

L'hémorragie plus ou moins abondante qui suit le traumatisme peut se faire par le nez, l'oreille ou la bouche.

On attachera une plus grande importance aux hémorragies qui se font par l'oreille, qu'à celles de la bouche ou du nez ; si la perte de sang est copieuse et persistante il y a presque certitude qu'il existe une fracture du rocher, car les hémorragies qui résultent d'une déchirure du tympan peuvent être assez abondantes immédiatement, mais ne durent pas.

L'écoulement de sérosité constitue le meilleur signe et un signe pathognomonique si sa constitution chimique est la même que celle du liquide cérébro-spinal ; c'est du reste la seule source dont il puisse provenir quand il est abondant et persistant (Bérard, Nélaton, Blandin, Robert, Malgaigne).

On peut observer en même temps des troubles fonctionnels dans le territoire des nerfs olfactif, optique, facial, auditif, moteurs oculaires.

Les signes immédiats communs à tous les grands traumatismes crâniens n'ont rien de caractéristique : étourdissements, vertiges, syncope, etc., car ils sont le résultat de la commotion ou contusion cérébrale.

Traitement. — Le traitement des fractures du rocher est du ressort de la chirurgie générale ; l'auriste n'intervient que lorsque la lésion est limitée et reste accessible à nos moyens d'investigation.

La fracture de la paroi antérieure du conduit auditif ou la déchirure du tympan peuvent déterminer une hémorragie assez abondante pour qu'il y ait intérêt à l'arrêter.

On procédera au nettoyage de l'oreille externe avec des tampons d'ouate aseptique

enroulée autour d'un stylet, puis après inspection des lésions on fera, s'il y a lieu, un
tamponnement avec la gaze iodoformée.

Les injections antiseptiques seront réser-
vées aux cas où le conduit auditif est rempli
de caillots durs, adhérents, que le stylet
porte-ouate ne pourrait détacher ; mais elles
doivent être pratiquées avec beaucoup de
précautions pour ne pas déterminer des
symptômes subjectifs pénibles, tels que :
bourdonnements, vertiges, syncope.

Le traitement consécutif des lésions auriculaires varie avec le siège, l'étendue des
lésions de l'oreille moyenne.

HÉMORRAGIES DE L'OREILLE

Au point de vue du mécanisme, les hémorragies de l'organe auditif peuvent être divi-
sées en spontanées ou pathologiques et en
traumatiques.

Chacune de ces variétés peut siéger soit
sur le pavillon, soit dans le conduit auditif,
soit dans l'oreille moyenne.

Une distinction doit être établie au point
de vue thérapeutique, entre les hémorra-

gies faibles et les hémorragies moyennes ou abondantes.

Les légères hémorragies ne créent pas un danger par le fait même de leur existence ; elles ont surtout une importance séméiologique qui doit attirer l'attention du praticien sur l'organe qui en est le point de départ ; elles peuvent être occasionnées par de petites plaies du pavillon, du conduit auditif, la déchirure du tympan, des tumeurs ulcérées du pavillon ou du conduit, telles que : épithélioma, sarcomes, etc. L'origine la plus fréquente de ces hémorragies est l'existence de granulations, de polypes dans le conduit ou la caisse ; rarement le sang est extravasé en abondance, le plus souvent, il s'agit d'une teinte rosée de la sécrétion purulente habituelle.

Parmi les causes rares d'hémorragie, il faut citer les phlyctènes hémorragiques, les hémorragies névropathiques ou supplémentaires, les ulcérations du conduit auditif.

Les pertes de sang abondantes peuvent aussi être dues à l'une des causes précitées, mais ce sont surtout les ulcérations des gros vaisseaux qui avoisinent l'oreille moyenne qui leur donnent naissance.

Le processus qui aboutit à l'ouverture des gros vaisseaux est une carie de la portion osseuse qui forme la paroi résistante de ceux-ci ; l'hémorragie n'est pas toujours d'emblée très importante ; elle peut être précédée de pertes de sang légères, mais répétées, qui sont le précurseur du danger.

On a observé l'ouverture de la carotide, de la jugulaire, des sinus latéral et pétreux, de l'artère méningée moyenne.

L'origine artérielle ou veineuse de l'hémorragie se tire des caractères mêmes de la perte de sang.

Quand elle provient d'un sinus, le sang est foncé, il coule d'une façon continue, sans jet ; la compression de la carotide est sans influence.

Si le sang provient de la carotide, il est rouge, rutilant, projeté avec une grande force sous forme de jet systolique ; la compression de la carotide l'arrête momentanément.

Il peut se faire que l'hémorragie soit abondante, en raison de sa longue durée, malgré la faiblesse de l'écoulement. Nous avons observé un cas où le conduit auditif cartilagineux rompu spontanément par un

effort violent, dans l'étendue de 4 à 5 millimètres, avait déterminé une hémorragie
qui avait duré dix-huit heures ; le sang cou-
lait goutte à goutte de la plaie, mais sans
interruption.

De semblables hémorragies peuvent se
produire à la suite de plaies de la membrane
de Schrapnell, de fractures du crâne, etc.

Traitement. — La multiplicité des causes
de l'hémorragie de l'oreille indique suffisamment que le traitement doit être approprié à chaque cas.

L'hémorragie résultant d'une plaie du
pavillon sera vite arrêtée par la suture de la
plaie ou la compression exercée avec un tampon d'ouate maintenu avec une bande enroulée autour de la tête.

Il sera toujours préférable de pratiquer la
suture si la plaie est nette, récente, non
infectée, et on réservera la compression pour
les cas où la réunion immédiate n'aurait pas
de chances de réussir.

Si ces moyens ne suffisaient pas, on pourrait appliquer pendant quelques heures nne
pince hémostatique, la ligature du vaisseau
étant souvent impraticable ou inutile.

Pour les hémorragies du conduit auditif, le traitement le plus pratique est le tamponnement avec la gaze iodoformée. Quand l'examen a permis de découvrir le siège de la lésion, on introduit, sous le contrôle du miroir et avec le spéculum auris, une languette de gaze iodoformée sur le point lésé que l'on pousse avec le stylet de façon à tasser le tissu au niveau de la plaie et en dehors.

Il faut avoir bien soin de ne pas trop enfoncer le tampon contre la membrane du tympan, ce qui déterminerait des bourdonnements intenses, des vertiges ou la syncope ; c'est pour éviter cet inconvénient qu'il faut *toujours voir* où l'on place la gaze et ne jamais l'introduire au hasard, à l'aveugle comme on le fait trop souvent : ainsi pratiqué, le tamponnement est dangereux ou inefficace.

Les injections froides sont dangereuses à cause de la basse température du liquide employé et exposent à des phénomènes de réactions assez violents ; de plus, elles sont absolument insuffisantes.

Les injections d'eau très chaude qui seraient plus utiles pour arrêter l'hémorragie, pourraient ne pas être sans inconvénients pour le tympan et la caisse; aussi est-il préférable de les remplacer par d'autres moyens hémostatiques.

Si l'hémorragie est due à des polypes très vasculaires, il faut enlever ceux-ci à l'anse froide ; comme traitement palliatif on peut avoir recours aux liquides hémostatiques : perchlorure de fer, alcool rectifié, solution forte d'acide phénique, etc., que l'on porte sur le point lésé avec un petit tampon d'ouate.

Les hémorragies abondantes consécutives à l'ouverture d'un gros vaisseau nécessitent un tamponnement vigoureux, poussé à fond dans le conduit auditif, d'autant plus que dans beaucoup de ces cas la membrane du tympan a disparu ainsi que les osselets.

Le tamponnement suffit ordinairement pour arrêter la perte de sang d'origine veineuse ; mais quand la carotide en est le point de départ, il n'est pas rare d'observer la projection en dehors du tampon et l'hémorragie reparaître soit par le conduit auditif, soit par la trompe d'Eustache.

Dans ce cas, la compression de la carotide doit être pratiquée immédiatement et continuée jusqu'à ce qu'on en puisse faire la ligature.

HERPÈS DE L'OREILLE

L'herpès de l'oreille est caractérisé par l'éruption d'un ou de plusieurs groupes de vésicules à contenu limpide, siégeant soit sur le pavillon, soit dans le conduit auditif ou sur la membrane du tympan et très souvent sur plusieurs points en même temps. Dans une de nos observations il existait des groupes vésiculeux sur le côté gauche du menton, sur la face externe du pavillon et sur la partie supérieure du tympan où la coalescence des vésicules formait un soulèvement épidermique analogue à celui d'une vésication. Les douleurs peuvent précéder l'éruption de un à plusieurs jours et continuent à la période d'état.

Traitement. — Comme l'affection est essentiellement bénigne et guérit spontanément au bout de quelques jours, on se bornera à calmer les douleurs parfois très vives.

S'il existe des vésicules dans le conduit ou sur la membrane du tympan, prescrire des bains d'oreille avec de l'eau boriquée tiède pour diminuer la tension et la sensation de chaleur. Hartmann conseille la pommade suivante :

Extrait d'opium . . . . 1 gramme.
Vaseline. . . . . 10 —

Les douleurs nocturnes, qui empêchent de dormir, seront calmées par les narcotiques ou une injection sous-cutanée de morphine, le sirop de chloral.

Quand les vésicules sont rompues, on peut appliquer de la poudre ou badigeonner avec de la pommade d'acétate de plomb ou de céruse pour les faire sécher plus vite (Politzer).

HYPERHÉMIE DU LABYRINTHE

L'hyperhémie du labyrinthe survient dans les conditions les plus différentes. Elle accompagne souvent la congestion active ou passive de la tête certaines affections cérébrales, se présente dans le cours des fièvres exanthématiques, fièvre typhoïde, variole, scarlatine, etc., et constitue un des symptômes de l'intoxication légère par les sels salicylés, le sulfate de quinine, le nitrite d'amyle, etc.

Dans le cours des otites moyennes suppurées, il survient parfois, grâce aux anasto-
moses vasculaires ou par propagation directe
du processus inflammatoire de l'hyperhémie
du labyrinthe.

Les symptômes de l'hyperhémie labyrinthique n'ont rien de caractéristique ; les plus
constants sont les bourdonnements et la surdité légère ; dans les cas intenses il peut s'y
ajouter du vertige, de la céphalalgie qui est
autant sous la dépendance de la lésion labyrinthique que de la congestion cérébrale.
Les symptômes objectifs peuvent manquer ;
quand ils existent, ils consistent en une
injection des gros vaisseaux du tympan, de
la rougeur de la partie profonde du conduit
auditif et du pavillon.

Traitement. — Le traitement sera basé sur
la pathogénie de l'hyperhémie du labyrinthe.
Cette affection n'occupe qu'une importance
très secondaire quand il s'agit d'une fièvre
éruptive ou d'une maladie cérébrale grave :
méningite, tumeurs de la base du cerveau,
encéphalite.

S'il s'agit d'une congestion de la tête d'origine cardiaque ou vasculaire, la thérapeuti=

que sera dirigée contre la lésion primordiale.

Dans les congestions actives de la tête, les dérivatifs sur le tube digestif seront indiqués ainsi que la révulsion sous forme de bains de pieds sinapisés.

Dans certains cas, deux ou trois sangsues appliquées au-devant du tragus si la congestion est limitée au labyrinthe, ou à l'anus si toute la tête est prise rendront de grands services.

Quand l'hyperhémie est modérée, des frictions excitantes sur la région mastoïdienne ou au besoin un petit vésicatoire suffiront pour diminuer ou faire disparaître les symptômes.

Il est inutile d'ajouter que la suppression des médicaments qui provoquent l'hyperhémie du labyrinthe est la première chose à faire, quand la lésion est sous leur dépendance.

INJECTIONS DANS L'OREILLE

La pratique des injections rentre dans la thérapeutique courante des affections suppuratives de l'oreille.

Bien qu'inoffensives dans la plupart des cas, les injections ne laissent pas que d'entraîner parfois des inconvénients ; aussi leur technique doit-elle être réglée par le médecin pour qu'elles soient efficaces et jamais nuisibles.

Il faut distinguer les injections faites par le malade et celles qui sont pratiquées par le médecin

On prescrit d'une façon banale les injections dans l'oreille qui, assez souvent, ne donnent pas les résultats attendus parce qu'elles sont mal faites.

Nous allons passer en revue l'instrument injecteur et le liquide à employer.

La plupart des malades se servent d'une petite seringue de verre, à l'usage des injections uréthrales.

Cet instrument est insuffisant parce qu'il ne contient pas assez de liquide, que le piston ne fonctionne pas régulièrement mais souvent par à-coups, et enfin parce que son extrémité assez aiguë peut blesser le conduit auditif. Nous laissons de côté la seringue en verre dite à oreille, qui présente à son extrémité une olive destinée à fermer le conduit auditif ; c'est tout ce qu'il y a de plus illogique, puisque l'olive empêche le liquide de ressortir quand elle est appliquée exactement contre le méat ; c'est donc un instrument à rejeter complètement.

La seringue d'Hartmann, d'une plus grande capacité, présente une canule coudée à 125° près de son extrémité, ce qui permet au malade d'actionner lui-même l'instrument tout en dirigeant le jet dans le conduit auditif.

On peut encore se servir du ballon en caoutchouc dont la capacité est variable et permet au malade de se faire lui-même l'injection

Quand les malades possèdent un siphon de Weber pour les affections nasales, ils peuvent l'utiliser pour les injections auriculaires ; en élevant plus ou moins le récipient qui contient le liquide, ils peuvent graduer très facilement la force du jet : pour cette raison seule, le siphon devrait être préféré à tout autre instrument.

L'irrigateur, les énémas peuvent à la rigueur suppléer la seringue ou le siphon.

Pour recueillir l'eau qui sort de l'oreille, on place sous le lobule et bien appliqué contre le cou un récipient quelconque ou l'un de ces nombreux instruments qui tiennent seul, grâce à un bandeau, à un ressort, qui prend appui sur la tête ou l'oreille.

Nous avons fait construire une cuvette rectangulaire à bords légèrement évasés dont le fond présente une sorte de crépine qui arrête les corps solides ; au-dessous, se trouve un court tube métallique sur lequel on ajuste un tube de caoutchouc assez long, pour qu'il vienne plonger dans un seau, quand le malade est assis. La cuvette est fixée sous l'oreille par un bandeau frontal que l'on serre plus ou moins, grâce à une boucle ; de sorte que le tube conduit l'eau de l'injection dans le récipient placé à terre, sans que l'on ait à redouter les inondations, qui résultent de l'inclinaison ou du trop-plein ou du heurt accidentel du récipient tenu à la main.

Liquides à injection. — Le liquide à injecter doit toujours être tiède (30 à 37°), le froid donnant lieu à une sensation fort désagréable, parfois à du vertige et étant suivi d'une réaction qui peut être dangereuse.

La quantité de solution à injecter varie

suivant les indications ; s'il y a très peu de pus dans le conduit ou la caisse, et si le pus est très fluide, une injection de 20 à 50 grammes suffit à l'entraîner au dehors ; si le pus est concret, adhérent, très abondant, cette dose peut ne pas être suffisante. Cela dépend d'ailleurs de la force et de la direction du jet ; on obtient un nettoyage beaucoup plus complet avec une quantité de liquide très faible, si ces deux dernières conditions sont bien observées, qu'avec une dose beaucoup plus grande de solution faite à l'aveugle.

C'est ce qui explique pourquoi on rencontre si souvent du pus dans le fond du conduit, malgré les injections qu'ont faites les malades.

La nature des solutions à employer varie suivant les indications et les préférences de chaque praticien ; le plus souvent, on fait usage de solutions de sulfate de soude à 5 p. 100 pour dissoudre et désagréger le pus, de solutions boriquées, phéniquées de permanganate de potasse, d'acide salicylique, etc.

La fréquence des injections est subordonnée à l'abondance de la sécrétion ; le nombre quotidien peut ainsi varier de 1 à 5.

Les injections faites dans le but de retirer des bouchons cérumineux ou des corps étrangers peuvent être faites par les malades, mais réussissent rarement entre leurs mains ; aussi, le plus souvent, le concours du médecin est-il indispensable. Elles constituent donc l'intermédiaire entre celles que le sujet peut faire lui-même et celles que le médecin seul peut pratiquer. Ces dernières sont les injections faites directement dans la caisse soit par le conduit auditif, soit par la trompe d'Eustache.

INJECTIONS DANS LA CAISSE. — Quand du pus concreté s'est accumulé dans la caisse ou plus souvent encore dans l'attique et qu'il ne peut sortir par la perforation du tympan, on a recours aux injections directes dans la cavité de l'oreille moyenne.

Les injections peuvent se faire par le conduit auditif, à la condition que celui-ci ne soit pas trop rétréci par le gonflement inflammatoire des parties molles, que la perforation soit assez grande et accessible ; on se sert de la sonde d'Hartmann ou d'une fine sonde de gomme.

La technique est la suivante : la tête du

malade étant immobilisée, on fait passer la sonde d'Hartmann un peu coudée à son extrémité, à travers la perforation du tympan et on dirige alors son bec en haut ou en bas suivant les indications ; un aide soutient la sonde très délicatement pendant que l'opérateur ajuste la seringue au tube de caoutchouc dont son extrémité externe est munie.

On pousse alors doucement le piston de la seringue en surveillant la sortie du liquide qui se fait par le conduit auditif et un peu aussi par la trompe d'Eustache. Si le malade accuse du vertige, il sera prudent de s'arrêter par crainte de provoquer des accidents plus pénibles.

La sonde est retirée en suivant les mêmes précautions que pour l'introduire.

Il faut avoir soin de conseiller au malade l'immobilité la plus complète, car le moindre mouvement peut déterminer une déchirure du tympan, une dislocation des osselets, etc.

Cette opération délicate est donc impraticable chez les enfants ou les individus pusillanimes, à moins d'avoir recours à l'anesthésie générale.

Le lavage de la caisse par la trompe d'Eustache présente les mêmes indications que les injections avec la sonde d'Hartmann. Il n'est possible que si la trompe d'Eustache est libre et si le tympan est largement perforé pour permettre l'issue du liquide.

Son action est moins énergique et il n'atteint pas aussi facilement la partie supérieure de la caisse que le procédé précédent.

La sonde d'Itard étant en place, on adapte à son pavillon une seringue remplie de la solution indiquée ; le liquide ressort, après avoir traversé la trompe et la caisse, par le conduit auditif ; on peut faciliter et accélérer sa sortie en faisant l'aspiration par le méat pendant que l'on pousse le liquide dans l'oreille.

Inconvénients des injections. — Certains auteurs attribuent aux injections ordinaires l'inconvénient d'entretenir la suppuration et s'en abstiennent d'une façon systématique.

Il est possible que, sous l'influence de la percussion du jet sur la muqueuse de la caisse ou même le tympan, il puisse y avoir un certain degré de réaction qui entretient le processus inflammatoire ; mais cela est affaire d'indication et de technique opératoire. Cet inconvénient est largement compensé par l'expulsion du pus infectieux dont la stagnation est bien autrement dangereuse que l'injection. Le pansement sec qui le remplace ne peut être bien fait que par le médecin, et cela tous les jours ou les deux jours ; or la plupart des malades ne peuvent être soumis à cette méthode de traitement, tandis qu'il leur est facile de se faire chaque jour une ou plusieurs injections.

Dans un certain nombre de cas les malades accusent un vertige intense sous l'influence d'une injection ordinaire et à plus forte raison quand on pratique le lavage de la caisse avec la sonde d'Hartmann ou le cathéter.

Les causes du vertige ainsi provoqué sont multiples ; il peut survenir quand la solution n'est pas assez chaude, le jet trop fort, quand la perforation du tympan ne permet pas au liquide de ressortir facilement ou que la trompe d'Eustache est engouée ; enfin il peut être dû à une sensibilité anormale de l'oreille moyenne dont la cause est difficile à reconnaître. On pense que le jet peut venir frapper l'étrier mis à découvert par une large destruction du tympan ; cette explication est en contradiction avec ce que nous avons constaté nombre de fois, où les injections n'ont pas été accompagnées de vertiges malgré la disparition à peu près complète du tympan et l'isolement de l'étrier, — alors qu'ils se produisaient dans des cas où la perforation siégeait dans le segment inférieur du tympan.

En somme, les injections constituent un adjuvant utile au traitement, pourvu qu'elles soient faites d'une façon méthodique dans le cas où elles sont indiquées.

INSTILLATIONS DANS L'OREILLE

Les instillations sont d'un usage très courant dans les maladies de l'oreille.

La solution doit, comme pour les injections, être tiède ; on peut ou bien faire chauffer le contenu du compte-gouttes, ou bien verser de la solution dans une cuiller à café que l'on expose au-dessus d'un foyer pendant quelques secondes.

La quantité de liquide à verser dans l'oreille varie avec l'âge du malade, la nature du médicament ; en général, dix ou vingt gouttes suffisent largement.

Pour faire l'instillation, on verse dans le conduit le nombre de gouttes prescrit, le malade ayant la tête inclinée sur l'épaule opposée au côté malade ; il conserve cette position pendant cinq à dix minutes, puis il nettoie le conduit auditif pour enlever l'excédent de liquide qui viendrait irriter inutilement le conduit.

Les gouttes ainsi versées ne pénétreraient pas, le plus souvent, dans l'oreille moyenne, si on n'avait soin de pousser avec le doigt le tragus dans le méat, de façon à produire une certaine compression sur le liquide que l'on oblige à franchir la perforation du tympan pour baigner l'oreille moyenne. Souvent même, la solution arrive jusque dans le pharynx par la trompe d'Eustache.

On peut faciliter la progression du liquide dans la caisse et la trompe en faisant un mouvement de déglutition, le nez étant pincé, pendant que l'on presse sur le tragus.

De cette façon, on est sûr que la solution

agit sur la muqueuse de l'oreille moyenne et de la trompe.

Si le liquide employé est caustique, cette manœuvre devra être proscrite, car une certaine quantité pourrait être déglutie et provoquer des accidents ; c'est surtout chez les enfants qui ne peuvent prévenir de l'arrivée de la solution dans le pharynx que la pénétration forcée de l'instillation doit être faite avec ménagements, à moins qu'il ne s'agisse d'une solution sans action nocive sur le pharynx.

Il est bien entendu que cette manœuvre est absolument inutile s'il s'agit simplement de baigner le conduit auditif comme on le pratique dans les otites externes, les bouchons cérumineux, la myringite.

On peut encore porter la solution directement dans la caisse en se servant d'une seringue munie d'une longue canule ; mais, comme ce mode de traitement ne peut être appliqué que par le médecin, il ne peut être généralisé et ne sert qu'à des cas déterminés.

Dans certaines affections de l'oreille moyenne où le tympan n'est pas perforé, il est indiqué de faire des instillations dans la caisse pour modifier l'état inflammatoire :

c'est surtout dans la sclérose ou otite sèche que ces instillations modificatrices sont indiquées ; Delstanche les recommande aussi dans l'otite moyenne aiguë et se sert alors de vaseline liquide pure ou iodoformée.

Ces instillations se font en versant le nombre de gouttes nécessaires dans la sonde d'Itard, après quoi on fait une insufflation énergique avec le ballon de caoutchouc. Avant de pratiquer l'opération, il faut s'être assuré que la trompe est libre, sinon le liquide n'arriverait pas jusque dans l'oreille moyenne. Si la trompe est rétrécie, on se sert de la sonde de Weber Liel ou sonde du tympan en gomme de très petit diamètre que l'on pousse dans la trompe, 30 à 35 millimètres au delà de la petite extrémité de la sonde d'Itard : arrivée à ce point, on est sûr qu'elle est, sinon dans la caisse même, au moins à l'orifice tympanique de la trompe, et que le liquide arrivera dans la cavité de l'oreille moyenne.

Le faible diamètre du canal de cette sonde donne lieu à de fortes résistances, et pour peu que le liquide ne soit pas très limpide il faut une pression assez énergique pour projeter la solution dans la caisse.

Nous ne pouvons nous étendre sur la nature et les doses des médicaments utilisés en instillations, pas plus que sur leurs effets, cela nous entraînerait trop loin ; d'ailleurs, les indications seront données au sujet de chaque affection.

Le bain d'oreille ne diffère de l'instillation qu'en ce que la dose de liquide employée est beaucoup plus considérable ; en effet, on remplit le conduit auditif avec la solution tiédie, que l'on conserve pendant 10 à 15 minutes ; on répète cette médication deux ou trois fois par jour, suivant les besoins.

C'est sous forme de bains d'oreille que Politzer recommande l'usage de l'alcool rectifié pour amener l'atrophie des granulations et des polypes de la caisse : on emploie de la même façon des solutions antiseptiques ou de nitrate d'argent, de perchlorure de fer liquide du Codex, etc.

KYSTES DU PAVILLON

Le kyste du pavillon se présente sous forme de tumeur molle, fluctuante, dont le contenu limpide est citrin. Le début est lent, progressif, sans phénomènes de réaction ; il peut acquérir un volume assez considérable sans apporter le moindre trouble général.

Le kyste du pavillon est plus fréquent que l'othemathome chez l'adulte ; il se forme en dehors de tout traumatisme.

Il résulte des recherches de Ludwig Meyer, Parreidt, Pollak que le point de départ de ces kystes est une dégénérescence fibrillaire du cartilage réticulé de l'oreille qui donne naissance à des vacuoles.

Le contenu du kyste est citrin, limpide ou visqueux.

Traitement. — Pour les kystes de moyenne grosseur la simple incision, suivie du drainage ou du tamponnement de la poche avec la gaze iodoformée suffit le plus souvent : un bandage compressif complète le pansement.

On peut encore passer dans la poche une anse de fil antiseptique qui joue le rôle de séton et permet l'écoulement graduel du liquide ; mais ce procédé expose davantage aux dangers de l'infection de la cavité, infection qui est suivie de réaction inflammatoire assez intense et plus tard d'une déformation du pavillon.

Si, comme dans un cas de Gruber, la tumeur est très volumineuse et si, après l'évacuation du liquide, la peau est en excès, on peut en réséquer une partie pour que l'affrontement se fasse mieux.

On veillera à ce que l'antisepsie soit parfaite pour que la guérison ait lieu sans suppuration.

Lavrand, de Lille, se sert de la pointe d'un galvano-cautère pour faire la ponction de la poche ; après évacuation du contenu, il touche les parois du kyste avec le galvano-cautère dont le fil de platine assez souple peut atteindre toute la surface de la poche ; après deux ou trois séances, la tumeur disparaît sans laisser de déformation appréciable.

Le curettage peut être utile s'il existe des portions de cartilage nécrosé qui serait une cause de récidive.

MASTOÏDITE ET OPÉRATIONS
PRATIQUÉES SUR L'APOPHYSE MASTOÏDE

La continuité de la muqueuse qui tapisse les cellules de l'apophyse mastoïde avec la muqueuse de l'oreille moyenne, par l'intermédiaire de l'antrum, rend ces deux parties solidaires au point de vue pathologique.

Aussi, dans les otites moyennes aiguës, l'inflammation de l'apophyse n'est-elle pas rare ; non pas que dans tous les cas l'inflammation aboutisse à la formation d'un abcès, mais seulement à une hyperhémie de la muqueuse.

Les inflammations purulentes de l'apophyse se présentent sous trois formes différentes ; le pus peut siéger en dehors de la cavité comme dans la périostite mastoïdienne, ou former un abcès indépendant, isolé de la caisse, mais siégeant dans l'épaisseur de l'os, ou bien, et c'est le cas le plus fréquent, la collection purulente communique avec la cavité de l'oreille moyenne déjà pleine de pus.

S'il existe quelques cas où la mastoïdite était primitive, ce n'est qu'une exception, car presque toujours cette affection est consécutive à une otite moyenne suppurée.

Tantôt, comme dans l'otite grippale, la mastoïdite apparaît quelques jours après le début de l'inflammation de l'oreille moyenne ; tantôt, et c'est le cas de beaucoup le plus fréquent, la mastoïdite apparaît plusieurs semaines ou plusieurs mois après le début de l'otite suppurée.

Voici la marche que suivent les accidents d'une manière générale : un sujet atteint d'otorrhée un peu douloureuse ou torpide constate un jour une diminution sensible dans l'abondance de l'otorrhée et quelquefois même un arrêt de la sécrétion ; dans d'autres cas l'écoulement persiste comme d'habitude ; en même temps apparaissent des douleurs violentes du pourtour de l'oreille, s'irradiant dans toutes les directions, avec exacerbation nocturne ; la fièvre survient, parfois aussi, mais rarement des frissons ; cet état persiste et s'aggrave si on n'intervient pas.

A l'examen de l'apophyse, on constate que la peau est légèrement ou fortement épaissie, infiltrée, la région chaude et douloureuse à la pression du doigt.

Si l'examen est pratiqué un certain temps après l'apparition des accidents, il peut y avoir de l'empâtement ou même de la fluctuation, surtout dans l'abcès périostique.

Le tympan présente des altérations variées ; la perforation par laquelle s'écoulait le pus peut être fermée par cicatrisation ou par des magmas de pus concret ; dans d'autres cas elle persiste sans la moindre obstruction.

Bien que la mastoïdite survienne dans les conditions que nous venons de relater, elle peut encore apparaître malgré une otorrhée abondante et sans aucun symptôme de rétention.

Le conduit auditif est plus ou moins rétréci par le gonflement des parties molles, sa paroi postérieure qui le sépare des cellules mastoïdiennes est souvent projetée vers le conduit, ce qui contribue à en diminuer le calibre ; le pavillon lui-même est quelquefois épaissi, rouge, chaud, et forme un angle droit avec l'apophyse mastoïde

Ces symptômes sont loin d'être au complet dans tous les cas où l'apophyse mastoïde participe à l'inflammation ; quelquefois les douleurs spontanées et provoquées de l'apophyse constituent avec la fièvre les seuls symptômes de cette affection.

Les symptômes généraux peuvent présenter une période d'accalmie, puis reparaître avec la même intensité.

L'issue de la mastoïdite ainsi que la marche sont essentiellement variables et il est difficile d'en donner une formule générale applicable à tous les cas.

Elle peut se terminer par résolution ou par la formation d'un abcès intra-osseux.

Cet abcès, s'il n'est pas ouvert ou s'il l'est tardivement, peut déterminer une carie plus ou moins étendue des parois de la mastoïde, une phlébite des sinus, un abcès cérébral ; dans les cas heureux il s'ouvre spontanément au dehors par destruction de la table externe de l'apophyse et de la peau sus-jacente ; il se forme alors un trajet fistuleux qui persiste des mois et des années. Dans d'autres cas, plus rares, il se fraye une voie par la face interne de l'apophyse mastoïde et forme une collection profonde sous le sterno-cléido-mastoïdien, collection qui peut fuser vers le pharynx ou plus bas vers le cou (mastoïdite de Bezold).

Diagnostic. — Le diagnostic, quand les symptômes sont au grand complet, ne présente aucune difficulté ; dans les cas où la peau est indemne de toute altération, on tiendra grand compte de la persistance des douleurs, de la fièvre et surtout de l'insuccès du traitement méthodique de l'otite pour combattre ces symptômes.

Le diagnostic d'avec l'abcès cérébral et la phlébite du sinus latéral est quelquefois très difficile, d'autant plus que ces diverses complications coexistent quelquefois ; les frissons répétés et violents avec température très élevée (40 à 41°) accompagnent généralement la phlébite ; dans l'abcès cérébral, la torpeur, l'abrutissement ou la somnolence, les convulsions, la marche incertaine, les paralysies, etc., sont les symptômes dominants et manquent dans la mastoïdite simple.

Traitement. — Nous avons déjà parlé du traitement de l'abcès mastoïdien extra-osseux (V. *Abcès de l'apophyse mastoïde*) ; il est inutile d'y revenir.

Au début de l'inflammation de l'apophyse mastoïde, il faut rechercher s'il ne s'agit pas de la rétention du pus dans la caisse par fermeture hâtive de la perforation du tympan ou obstruction par du pus épaissi, des polypes, granulations, par rétrécissement inflammatoire ou néo-formations (exostoses) du conduit.

L'obstacle levé, on fait l'aspiration du pus

par le conduit auditif qui attire au dehors le liquide accumulé dans la caisse et même l'antrum ; les phénomènes inflammatoires disparaissent quelquefois très rapidement à la suite de cette intervention.

Si les accidents persistent, il faut appliquer la réfrigération sous la forme de compresses imbibées d'eau très froide ou d'un sachet de glace ou encore mieux du tube de Leiter appliqué autour de l'oreille.

Aussitôt que les douleurs reparaissent plus vives on renouvelle l'application du froid pendant un temps qui varie suivant les individus et la marche des symptômes.

Dans l'intervalle, on fait pratiquer des onctions soit d'onguent napolitain belladoné, soit de pommade iodo-iodurée.

Dans quelques cas les révulsifs sous forme de vésicatoire volant ou de pointes de feu procurent un soulagement marqué.

Si le traitement précédent reste sans effet, faire appliquer de quatre à six sangsues sur la région mastoïdienne ; cette saignée locale calme momentanément les douleurs, même lorsqu'il s'agit d'un abcès mastoïdien.

Lorsque la peau est infiltrée, rouge, qu'il existe de l'empâtement et surtout si la fluctuation est perceptible, il faut recourir à l'incision de Wilde.

Cette incision doit se faire à un demi ou un centimètre au plus derrière l'insertion du pavillon et doit pénétrer jusqu'à l'os ; l'épaisseur des parties molles à traverser est quelquefois considérable et peut s'élever à près de 2 centimètres dans certains cas. Après l'opération, deux cas peuvent se présenter : ou bien il y a issue de pus, ou bien il n'y a aucun écoulement de liquide purulent. Quoi qu'il en soit, on ne doit pas négliger d'explorer avec le stylet la surface de l'os mis à nu pour savoir s'il existe ou non un point d'ostéite.

Si l'incision ouvre une collection purulente le soulagement est très rapide, les douleurs et la fièvre tombent et la plaie ne tarde pas à se fermer si l'os est intact.

Même dans les cas où il n'y a pas de pus, l'incision de Wilde peut enrayer les accidents et calmer les symptômes douloureux ; s'il existe une collection intra-mastoïdienne, elle facilite l'écoulement du pus dès que celui-ci aura rompu la table externe de l'apophyse.

Cependant, dans ce dernier cas, si le dia-

gnostic est certain il vaut mieux ne pas attendre que la paroi osseuse soit détruite par
la suppuration, ce qui peut être encore fort
long et dangereux; il faut recourir immédiatement à la perforation de l'apophyse.

TRÉPANATION OU PERFORATION DE L'APOPHYSE
MASTOÏDE. — Tombée un peu dans l'oubli
pendant un certain temps, cette opération a
été remise en honneur grâce aux travaux de
Troltsch, Forget, Follin, Schwartze, Hartmann et Bezold.

Les indications de l'opération peuvent être
formelles, impératives, ou au contraire laissées à l'appréciation du médecin, c'est-à-dire
douteuses. Il est en effet des cas d'otite
suppurée dans lesquels certains chirurgiens
ouvrent l'apophyse là où d'autres tempori-
sent en instituant un traitement médical qui
souvent est suivi de succès et dispense
d'opérer.

On peut admettre que l'opération est for-
mellement indiquée quand, malgré une large
ouverture tympanique, le pus ne s'écoule
pas, que la fièvre vespérale est forte, les
douleurs dans la région apophysaire violentes
et continues, que la peau est infiltrée, rouge,

le conduit auditif rétréci par la voussure de sa paroi postéro-supérieure ; si, en présence de pareils symptômes, le traitement indiqué plus haut reste sans effet, il faut procéder à la trépanation de l'apophyse.

Elle est encore indiquée dans les cas de fistules anciennes dans cette région qui persistent grâce à quelque séquestre qui ne peut s'éliminer par l'étroit canal pathologique.

Dans certains cas d'otite grippale il se forme très rapidement des petits abcès isolés dans l'épaisseur de l'apophyse que Politzer traite par la perforation de la mastoïde pratiquée de très bonne heure.

Les préliminaires de l'ouverture de l'apophyse sont ceux de toute opération : raser la région jusqu'à une certaine distance du pavillon, savonner, puis laver la région avec les solutions antiseptiques.

On fait une incision de 4 centimètres environ, au niveau ou un peu en arrière de la ligne d'attache de l'oreille externe ; cette incision des parties molles doit pénétrer jusqu'à l'os et doit correspondre par son milieu au bord supérieur du méat externe.

Après avoir arrêté l'hémorragie par le pincement de toute l'épaisseur des parties molles, ce qui est plus rapide que la torsion des vaisseaux, on décolle avec une rugine le périoste en avant et en arrière de l'incision afin de bien mettre à nu toute la surface externe de l'apophyse.

On explore avec le stylet la portion osseuse dénudée pour savoir s'il existe un point carié ou une fistule qui servirait de point de repère pour pénétrer plus avant. A leur défaut, on pratique l'ouverture au lieu d'élection qui est situé au niveau du quadrant postéro-supérieur de l'ouverture du conduit auditif et à 5 ou 6 millimètres en arrière ; autrement dit au-dessous de la racine postérieure de l'apophyse zygomatique, marquée par un léger relief. Politzer indique encore un point de repère : c'est au point où la face externe de l'apophyse se courbe en avant pour former la paroi postérieure du conduit auditif que l'on doit faire l'ouverture.

On enlève alors la table externe du tissu compact de l'apophyse, soit avec un trépan d'où le nom de trépanation de la mastoïde, soit encore avec un ciseau plat de 7 à 8 millimètres de largeur de tranchant. Le trépan est un instrument un peu aveugle qui ne permet pas aussi bien que le ciseau de connaître l'épaisseur de la couche osseuse que l'on traverse et qui expose davantage en cas de situation anormale du sinus latéral de blesser celui-ci ; aussi le ciseau lui est-il préféré par la majorité des chirurgiens.

La table externe enlevée, on tombe sur le tissu pneumatique qui peut contenir du pus ou seulement de la sérosité sanguinolente. S'il y a du pus, il est souvent inutile d'aller plus avant, le foyer infectieux étant ouvert ; dans le cas contraire, on continue à creuser avec une gouge de 5 ou 6 millimètres de large, puis de 3 à 4 millimètres, en ayant grand soin que l'axe de l'instrument soit toujours parallèle à l'axe du conduit auditif ; pour s'en assurer il n'y a qu'à introduire dans le méat une tige ronde, comme un manche de porte plume et voir si les deux instruments sont parallèles ; à mesure qu'on pénètre plus avant, on procède avec plus de prudence et on déterge bien le fond de la plaie pour reconnaître les lésions ; on s'arrête quand le canal creusé a 15 millimètres de profondeur comptés à partir de la surface externe de l'os ; car si la direction donnée à la gouge est bonne, on doit être arrivé à l'antrum ou peu s'en faut (dans certains cas l'antrum se trouve à 16 ou 17 millimètres de la face externe de l'apophyse).

On pratique alors une injection dans le nouveau canal, injection dont le liquide doit sortir par le conduit auditif externe, si la communication est largement établie, en dehors de toute fistule.

Si dans le cours de l'opération on rencontre un séquestre, on l'enlève avec une pince après l'avoir dégagé ou on gratte les bourgeons charnus, les portions d'os ramolli carié.

Après un dernier lavage, on place un drain à paroi épaisse et on peut au besoin faire deux points de suture pour rétrécir l'incision des parties molles.

S'il s'agit de la mastoïdite de Bezold, l'incision devra partir de la pointe de cette apophyse, puisqu'il s'agit de trépaner cette région, siège de l'abcès.

Comme l'abcès se trouve près la face interne de l'extrémité de l'apophyse sous les insertions du sterno-cléido-mastoïdien, il faut traverser de part en part cette portion du temporal pour tomber sur le foyer : il ne faut pas oublier que le nerf facial sort du canal de Fallope un peu en dedans de la face interne du mamelon mastoïdien et que si on pénètre trop profondément, on s'expose à léser ce nerf.

Les accidents opératoires sont : l'ouverture du sinus latéral, la dénudation de la dure-mère, la lésion du nerf facial ou du canal semi-circulaire horizontal.

Les opérations les mieux conduites peuvent se compliquer de la mise à nu du sinus latéral, quand celui-ci est très rapproché du conduit auditif, ce qu'il est impossible de diagnostiquer ; si ce tronc veineux n'a été blessé ni par l'instrument, ni par un éclat osseux, ce n'est qu'un incident, car il suffit de le protéger par de la gaze iodoformée ou un instrument métallique pour le mettre à l'abri d'une atteinte sérieuse, si on continue l'opération.

S'il venait à être lésé, ce qui indique une violente hémorragie veineuse, il faudrait immédiatement tamponner avec de la gaze iodoformée ou du catgut et appliquer un pansement antiseptique compressif ; il existe de nombreux cas où l'ouverture du sinus n'a été suivie d'aucun accident sérieux.

On évitera cet accident le plus souvent, si on est bien éclairé, si on chemine lentement

en explorant avec soin la partie postérieure
du canal que l'on creuse pour s'assurer de
l'état des tissus qui s'y trouvent et en se
tenant le plus près possible du conduit auditif.

La dure-mère peut être dénudée sur une
assez grande étendue sans qu'il survienne
la moindre complication ; si elle venait à
être lésée, il faudrait pratiquer une antisepsie rigoureuse.

La blessure du nerf facial ne peut survenir que si on se tient trop bas, près du fond
du conduit auditif, dont ce nerf n'est distant
que de 3 à 4 millimètres (portion verticale),
ou si le canal creusé est trop profond (portion horizontale du nerf) ; aussi sera-t-il
prudent de s'arrêter à 15 millimètres au
plus de la surface de l'apophyse.

En suivant cette règle, on évite aussi de
blesser le canal semi-circulaire horizontal
placé à 1 ou 2 millimètres au-dessus du nerf
facial.

Quant au traitement à instituer après la
perforation de l'apophyse, il est très variable ; aussi ne saurait-on donner que
quelques formules générales. Si l'écoulement
de pus par le conduit et la mastoïde a cessé

complètement depuis plusieurs jours, on peut laisser fermer la plaie.

Si l'otorrhée persiste encore un peu et si l'injection par la mastoïde ne ressort pas par le méat, on peut à la rigueur laisser se cicatriser la plaie, bien que l'on s'expose à être obligé de la rouvrir.

Mais, dans tous les cas, on maintiendra le drain tant que la sécrétion purulente de la mastoïde ne sera pas complètement arrêtée depuis un certain temps.

En présence d'une suppuration qui dure depuis des mois et des années par l'ouverture opératoire, on peut admettre qu'il existe encore des tissus malades qui ne sont pas éliminés et qui entretiennent la suppuration ; d'où l'indication d'une opération plus large, plus complète.

Kuster pratique depuis une douzaine d'années une opération (Voir *Otite moyenne suppurée chronique*) qui consiste à enlever la paroi postérieure osseuse du conduit, ne laissant que la moitié inférieure de cette paroi dans le voisinage du tympan pour éviter de blesser le nerf facial qui n'en est distant que de quelques millimètres ; la paroi externe de l'attique est évidée le plus possible, de sorte que la portion supérieure de la caisse communique très largement avec l'extérieur ; par une pareille brèche on inspecte toute la caisse et on enlève par curettage les fongosités, cholestéatomes, que l'on y rencontre ; si les osselets sont nécrosés, on les enlève par la méthode ordinaire avant de pratiquer le curettage.

La technique de l'opération est celle de l'ouverture de l'apophyse pratiquée jusqu'à l'antrum ; puis on enlève soit avec la pince coupante, soit au ciseau, la paroi postérieure du conduit auditif osseux.

Quant à la paroi externe de l'attique, on l'évide soit avec la gouge et le maillet, soit avec une pince coupante ou le drill, etc.

La caisse curettée complètement, Politzer fait un large lavage avec une solution faible de sublimé, tandis que Kuster évite tout lavage post-opératoire. Le pansement consécutif est celui de toute opération mastoïdienne.

Les résultats obtenus sont satisfaisants puisque sur 12 cas, il y a eu 10 guérisons complètes et deux cas où l'otorrhée ne fut pas arrêtée par l'opération.

MYRINGITE AIGUË

La myringite idiopathique, en dehors de l'origine traumatique, est très rare. Dans l'immense majorité des cas, l'inflammation de la membrane du tympan est consécutive aux affections de l'oreille externe ou de l'oreille moyenne.

En dehors des irritations directes de cette membrane par les agents mécaniques, chimiques, les traumatismes, on ne peut que signaler, comme causes probables de la myringite, l'action de l'air froid ou la pénétration de l'eau froide dans le conduit.

Quand cette affection est secondaire aux lésions des oreilles externe et moyenne, elle n'occupe qu'un rang secondaire dans la symptomatologie générale de ces maladies.

La myringite aiguë primitive débute assez brusquement par des douleurs vives dans l'oreille, s'irradiant autour de l'organe atteint, des battements et pulsations. Les douleurs diminuent quand l'inflammation superficielle se termine par la formation de vésicules, mais elles s'accentuent au con=

traire quand il se forme un abcès intra-lamellaire et ne cessent qu'après l'ouverture spontanée ou chirurgicale de ce dernier.

Certains malades sont affectés d'hypéresthésie acoustique ou au moins d'ouïe douloureuse pendant quelques jours.

A l'inspection on constate une infiltration de la couche dermique qui perd son poli, sa transparence. L'injection de la membrane est plus ou moins prononcée suivant l'intensité de l'inflammation, mais elle est surtout accusée au confluent des vaisseaux, vers la membrane de Schrapnell et derrière le manche du marteau. Le tympan peut être injecté dans toute son étendue quand la myringite est intense ; il survient des ecchymoses disséminées çà et là, qui indiquent la rupture de quelques capillaires cutanés.

Dans certains cas, on voit apparaître des vésicules transparentes (myringite bulleuse) qui ne tardent pas à se rompre ou à disparaître par résorption. Gellé regarde ces vésicules comme de l'herpès du tympan et ne les rattache pas à la myringite.

Si l'inflammation est plus vive, il se forme une véritable ampoule, siégeant d'ordinaire dans le quadrant postéro-supérieur ; ampoule remplie d'un liquide jaunâtre qui n'est autre que du pus. Dans ce cas, la couleur rouge foncé du tympan cache complètement le manche du marteau dont la situation n'est indiquée que par la couleur blanche de l'apophyse externe qui ressort comme une pustule sur une surface très injectée.

Après ouverture de l'abcès tympanique il survient une détente complète de tous les symptômes subjectifs : douleurs, bourdonnements, pulsations, fièvre, etc.

A la période de résolution la couche cutanée, sèche, grise et terne, se détache peu à peu par squames.

Si la myringite est secondaire à une otite moyenne, au début l'injection est très prononcée vers la membrane de Schrapnell et derrière le manche du marteau, mais la couche cutanée est encore lisse, unie, brillante, laissant voir nettement le triangle lumineux qui disparaît très vite quand l'inflammation atteint primitivement la couche externe du tympan ; examiné au début, on voit que le tympan est atteint dans sa couche muqueuse et ce n'est qu'ultérieurement que les couches de fibres propres et cutanées sont infiltrées, injectées.

A cette période il est impossible de diagnostiquer par l'inspection seule, si la myringite est primitive ou secondaire.

Diagnostic. — Le diagnostic de la myringite primitive ne peut être fait qu'au début de la maladie.

On prendra en considération la cause probable de l'affection si elle peut être déterminée : courant d'air, pénétration d'eau froide dans le méat, en prenant un bain, traumatismes.

Pour la myringite secondaire qui est de beaucoup la plus fréquente, le diagnostic sera basé sur l'ordre chronologique d'apparition des divers symptômes du côté de l'oreille moyenne ou de l'oreille externe. L'inflammation du côté du tympan a-t-elle été précédée d'une angine, d'une pharyngite supérieure, d'un coryza? On pourra admettre avec la plus grande probabilité que la myringite est secondaire à une otite moyenne aiguë catarrhale ou suppurée, car si on examine le tympan à la période de début, on constate que la couche muqueuse seule est injectée et que la couche cutanée est encore polie, brillante et laisse voir le triangle lumineux.

D'ailleurs, quelle que soit l'intensité de l'inflammation du tympan, l'audition est intacte ou très peu diminuée, tandis que si la caisse est envahie primitivement, la diminution de l'ouïe est beaucoup plus sensible. L'intégrité de l'audition constitue donc un signe important de myringite simple.

S'il existe des signes évidents de myringite : rougeur localisée ou généralisée, aspect terne, dépoli de la membrane, disparition du reflet lumineux, irrégularité de surface, présence de vésicules ou d'ampoules coïncidant avec une diminution appréciable de l'ouïe, on peut affirmer qu'il existe une altération de la caisse qui très probablement est la lésion primitive, car l'otite moyenne secondaire à la myringite est tout à fait exceptionnelle, si tant est qu'elle existe. Il sera facile, d'ailleurs, de s'assurer que la caisse est intacte en pratiquant l'auscultation de l'oreille pendant que l'on fait pénétrer de l'air avec la poire en caoutchouc. Perçoit-on un bruit de râles muqueux ou crépitants ? Il y a un exsudat liquide dans la trompe ou la caisse, tandis que si l'inflammation est confinée au tympan, il n'existe aucun bruit hydro-aérien, mais seulement un souffle doux, plus ou moins fort suivant la perméabilité de la trompe. Il est cependant des cas où la présence d'un exsudat dans l'oreille moyenne ne s'accompagne pas de râles humides, comme nous le verrons à propos de l'otite moyenne.

Quand la myringite succède à une otite externe, on constate dans le conduit l'existence de lésions d'ordres divers : otite externe localisée ou diffuse, otite parasitaire, eczéma, corps étrangers, etc.

Comme les ampoules purulentes, les abcès intra-lamellaires ne sont pas l'apanage de la myringite primitive, mais peuvent se présenter dans la forme secondaire ; il y a un intérêt capital à savoir si l'abcès est bien isolé dans l'épaisseur du tympan ou s'il communique avec la caisse. Pour s'en assurer on étudie l'influence de la douche d'air sur ces voussures locales. Si la poche communique avec la cavité de l'oreille moyenne, l'insufflation d'air la gonflera davantage ; dans certains cas on pourra même distinguer les bulles d'air qui soulèvent le pus ou la sérosité. Quand le tympan est repoussé en totalité et que la tumeur inflammatoire ne subit aucune modification du fait de la douche, on peut admettre qu'il y a isolement complet.

Ces renseignements obtenus, on peut par l'incision de la paroi superficielle de la poche juger par la quantité de pus qui s'écoule, très minime dans l'abcès tympanique, beaucoup plus abondante quand il provient de la caisse, l'origine exacte de cette voussure.

Quand les commémoratifs, les symptômes physiques et subjectifs concordent pour faire admettre une myringite secondaire, l'importance de celle-ci est effacée devant l'affection primitive ; aussi les modifications observées sur le tympan ne font que trahir la marche de la maladie primordiale.

Traitement. — Il y a lieu de distinguer au point de vue thérapeutique la myringite primitive de la myringite secondaire. Cette dernière ne constituant qu'un des symptômes de l'otite moyenne, le traitement sera dirigé contre celle-ci.

Contre les douleurs, très vives parfois, qui accompagnent la myringite, on prescrira

des bains d'oreille avec une solution boriquée ou une infusion de camomille ; les
dérivatifs sur l'intestin, les révulsifs sur les
membres inférieurs ; au besoin on peut faire
appliquer 2 à 3 sangsues au-devant du
tragus. Gellé prescrit des instillations avec
la solution suivante :

Sulfate neutre d'atropine. . .   1 gramme.
Eau distillée.   20   —

quand il n'y a ni plaie ni vésicule pouvant
servir à absorber cette solution très toxique.
Il ajoute à ce traitement topique le sulfate
de quinine à la dose de 0,75 à 1 gramme, qui
est un décongestionnant.

Si les douleurs empêchent le malade de
dormir, donner le soir du sirop de chloral,
de morphine ; l'antipyrine peut aussi
rendre des services quand les douleurs sont
fréquentes et non périodiques.

Les vésicules à contenu transparent ne
nécessitent aucun traitement spécial, car
leur durée est éphémère ; il n'en est plus de
même quand il s'agit d'une poche purulente,
d'un abcès intra-tympanique.

Il faut inciser la paroi superficielle pour
donner issue aux quelques gouttes de séro-

sité ou de pus que contient l'abcès. Il faut prendre garde de ne pas ouvrir la paroi profonde, qui sépare l'abcès de la cavité de l'oreille moyenne, car le pus, tombant dans cette dernière, provoquerait inévitablement une otite moyenne suppurée.

Après l'ouverture de l'abcès tympanique on fait faire des injections boriquées tièdes et des insufflations ou des instillations antiseptiques.

En dehors de leur utilité diagnostique, les douches d'air sont inutiles ou même nuisibles dans le traitement de la myringite idiopathique.

Certains auteurs, Schwartze, Gruber, pratiquent l'incision complète du tympan ; sans doute la paracentèse peut amener la détente des symptômes douloureux, mais c'est surtout dans la myringite qui accompagne l'otite moyenne que son indication est précise ; ce n'est plus alors contre l'inflammation du tympan que l'intervention est dirigée, mais contre l'affection de la caisse. Bonnafont ne pratique qu'une incision très superficielle, n'entamant que l'épiderme de la muqueuse, afin de donner issue à l'infiltration sanieuse qui s'interpose entre ses deux feuillets ; c'est une simple scarification et non une paracentèse.

Comme soins hygiéniques, on conseillera l'occlusion de l'oreille avec un gros tampon d'ouate, le repos à la chambre ; le malade évitera de se moucher avec effort pour ne pas provoquer une déchirure du tympan aminci, et de se coucher sur l'oreille malade.

MYRINGITE CHRONIQUE

La myringite aiguë primitive peut passer à l'état chronique sous l'influence de soins insuffisants ou d'un mauvais état constitutionnel ou de conditions hygiéniques défectueuses. Quant à la myringite secondaire, qui est la plus fréquente, sa marche est liée à celle de l'affection primitive ; cependant il est des cas où cette dernière ayant disparu, la lésion tympanale persiste ; c'est ainsi que dans l'otite diffuse chronique, l'eczéma chronique du conduit, le tympan est presque toujours plus ou moins atteint. Du côté de l'oreille moyenne, l'otorrhée chronique est la cause à peu près unique, si l'on distrait de la myringite les modifications anatomi=

ques telles que atrophie, sclérose, plaques calcaires du tympan.

L'aspect que présente le tympan est variable : la surface n'est plus polie, translucide, mais terne, grisâtre, granuleuse, fendillée ; le triangle lumineux a disparu, mais on peut parfois observer des reflets lumineux irréguliers dus à la saillie de certains points. Si avec un tampon d'ouate on touche le tympan, il peut se détacher des lambeaux épidermiques qui mettent à nu une surface rosée, chagrinée, parfois villeuse, granuleuse ; le développement des papilles peut être assez considérable pour former de petits polypes. L'infiltration et le ramollissement de la couche dermique du derme font que le manche du marteau n'apparaît plus à la surface ; c'est à peine si l'apophyse externe révèle sa présence par le point blanc caractéristique.

La myringite chronique peut être sèche ou humide. Dans la première forme l'épiderme se détache par squames plus ou moins larges qui se renouvellent sans cesse ; dans la forme humide il existe une suppuration très peu abondante, mais très fétide, qui s'accumule dans le sinus prétympanique où il

faut savoir aller la chercher quand il n'y a
pas d'écoulement extérieur qui attire l'attention.

Les phénomènes subjectifs sont généralement peu marqués ; à part la surdité, qui
est plus ou moins forte suivant le degré
d'altération du tympan, il n'y a qu'exceptionnellement des douleurs, des élancements,
bruits subjectifs ; à l'occasion d'une poussée aiguë ils peuvent apparaître, mais ne persistent pas.

Après la guérison de la myringite il reste
des altérations qui, les unes, sont susceptibles de disparaître, et les autres irrémédiables : on peut signaler l'atrophie, l'épaississement, la sclérose, les plaques calcaires.

Diagnostic. — En présence d'une myringite
chronique il faut chercher s'il n'existe pas
d'affection des oreilles externe ou moyenne
qui puisse expliquer son existence.

Ce diagnostic sera basé sur les signes
objectifs et les résultats donnés par les
symptômes expérimentaux : douche d'air,
auscultation, épreuves diverses de Weber,
Rinne, Bing, Gellé.

Toute affection antérieure de l'oreille

moyenne étant exclue, s'il n'existe aucune lésion du conduit auditif, il faut admettre une myringite primitive.

Traitement. — La myringite chronique qui coexiste avec une affection desoreilles externe ou moyenne réclame rarement un traitement particulier, qui d'ailleurs resterait sans effet tant que l'affection initiale n'aurait pas disparu

Il n'y a lieu d'intervenir que lorsque la sécrétion de l'oreille externe ou moyenne ayant cessé, l'inflammation s'est confinée sur le tympan.

Avant de faire agir les topiques sur la membrane, il faut procéder à une désinfection soigneuse du conduit auditif et du tympan, surtout s'il y a une sécrétion fétide.

Les bains d'oreille ou les injections avec des solutions antiseptiques tièdes d'acide borique, d'acide phénique, de phénosalyl, de résorcine, de sublimé, etc., seront employés avec avantage.

Après nettoyage de la région, on fait des instillations de solutions astringentes :

Sulfate de zinc	20 à 40 centigrammes.
Eau.	20 grammes.

Instiller deux à trois fois par jour dix gouttes tièdes dans l'oreille.

Ou

Acétate de plomb	20 centigrammes.
Eau distillée.	20 grammes.

ou bien s'il y a des douleurs, la formule suivante de Gruber :

Acétate de plomb	10 centigrammes.
Chlorhydrate de morphine .	10 —
Eau distillée.	50 grammes.

Instiller 15 à 20 gouttes, une à cinq fois par jour, suivant l'abondance de la sécrétion.

Si les instillations précédentes restent sans effet, on emploiera une solution de nitrate d'argent dont le titre variera du $1/10^e$ au $1/50^e$, suivant l'effet caustique que l'on veut obtenir.

Gruber emploie ce caustique en pommade, suivant la formule suivante :

Nitrate d'argent	10 à 30 centigrammes.
Onguent émollient. . .	5 grammes.

Le topique, solution ou pommade, sera porté directement sur le tympan avec un pinceau ou encore avec le stylet garni d'ouate à son extrémité.

Quand la surface du tympan est bourgeon-

nante, velvetique et si les applications précédentes ne suffisent pas à réprimer l'hypertrophie papillaire, on aura recours au
perchlorure de fer liquide dont on remplira
l'oreille et qu'on laissera séjourner dix à
quinze minutes; après ce laps de temps on
nettoie soigneusement l'oreille pour enlever
l'excès de caustique. Pendant plusieurs jours
les lavages entraîneront des débris noirâtres
qui ne sont autres que les eschares superfi-
cielles produites par l'action du caustique.
Le bain d'oreille ne sera renouvelé, s'il est
besoin, qu'au bout de quatre à cinq jours,
quand le tympan sera débarrassé de ces
petites eschares.

Il est rare que les excroissances tympani-
ques prennent un fort développement, obli-
geant à recourir à l'anse froide pour les enlever ; il est plus simple de se servir d'une fine
pointe de galvano-cautère pour les détruire.

Après guérison de la myringite, il reste
souvent de l'opacité de la membrane dont
on favorisera la disparition, en instillant,
deux à trois fois par jour, dix gouttes de la
solution suivante :

<pre>
Sulfate de cuivre. . . . . . .   10 centigrammes.
Eau distillée . . . .   50 gr.   (Gruber).
</pre>

On s'opposera à la raideur de la membrane
en faisant tous les deux jours, pendant un
certain temps, des insufflations d'air avec la
poire de caoutchouc.

OTALGIE ET OTODYNIE

Les douleurs qui siègent dans l'oreille
peuvent être purement névralgiques (otalgie) ou tenir à une affection inflammatoire
de cet organe (otodynie).

Les causes de l'otalgie sont nombreuses :
nous citerons la névralgie du trijumeau, du
plexus cervical supérieur, la carie dentaire,
les affections ulcéreuses de la langue, du
pharynx et du larynx (cancer, tuberculose).
Les états généraux tels que le paludisme, la
chlorose sont susceptibles de déterminer des
accès d'otalgie.

L'otodynie est un symptôme des plus fréquents des affections inflammatoires de
l'oreille ; extrêmement vive dans les abcès
ou furoncles du conduit auditif, dans les
otites moyennes aiguës suppurées, dans la
mastoïdite, elle s'accompagne de symptômes
propres à chacune de ces affections.

Comme causes plus rares, il faut signaler les tumeurs de la base du cerveau ou du rocher, le cancer de l'oreille, la carie du temporal qui provoquent des douleurs par la compression ou l'irritation qu'ils exercent sur les nerfs sensitifs qui se rendent à l'oreille.

Le traitement est subordonné au diagnostic pathogénique des accès douloureux ; il faut donc étudier minutieusement l'état de l'oreille externe ou de l'oreille moyenne pour s'assurer qu'il n'existe aucune lésion capable de provoquer la douleur. Si l'examen est négatif on interrogera la sensibilité des nerfs trijumeaux ou cervicaux par la pression sur les points d'élection. D'ailleurs, le plus souvent, l'interrogatoire du malade mettra sur la voie d'une affection de la gorge ou du larynx dont l'otalgie réflexe n'est qu'un symptôme.

Le problème se complique si des accès d'otalgie viennent se greffer sur une otite moyenne aiguë, ce qui arrive quelquefois ; cependant, l'examen méthodique de la partie atteinte, la marche de l'affection permettent de déterminer que la douleur tient, non à une aggravation ou une complication de l'otite, mais à une lésion qui le plus souvent est une carie dentaire.

Traitement. — Le diagnostic pathogénique des douleurs fait, il sera facile d'instituer un traitement approprié à chaque cas. Il est certain que l'on ne traitera pas de la même façon les douleurs dues à un furoncle du conduit ou une otite moyenne aiguë ou les douleurs réflexes qui surviennent dans la laryngite tuberculeuse ou la névralgie du tri-jumeau.

Pour le traitement de l'otodynie, voir le traitement des affections qui peuvent le pro-voquer.

Dans la plupart des cas d'otalgie, et même d'otodynie, le sulfate de quinine donné quel-ques heures avant l'apparition des accès, donne de bons résultats ; s'il s'agit de fièvre paludéenne le succès est encore plus certain.

Contre les névralgies pures de l'oreille, le bromure de potassium, l'antipyrine, l'aco-nitine, le gelsemium sempervirens, les valé-rianates, la phénédine, etc., trouvent leurs indications.

Si l'otalgie est due à une carie dentaire, il n'y a qu'un seul traitement à conseiller : la cautérisation de la pulpe ou même l'extraction de la dent.

L'otalgie réflexe résultant d'une affection ulcéreuse de la bouche ou du larynx, affection qui, le plus souvent, est le cancer pour la langue et la tuberculose pour le larynx, ne disparaîtra qu'avec le traitement dirigé contre les affections causales.

On peut adjoindre aux traitements précédents les révusifs sur l'apophyse sous forme de frictions avec une pommade iodo-iodurée, ou belladonée, de vésicatoires volants simples ou morphinés. On peut encore introduire dans le conduit auditif une boulette d'ouate imbibée de quelques gouttes de laudanum pur ou mélangé avec de l'huile de jusquiame, etc.

Dans les cas rebelles on essayera l'électricité sous forme de courants continus, en appliquant le pôle positif dans l'oreille et le pôle négatif à une certaine distance.

OTHÉMATOME

Comme l'indique son nom, l'othématome est une poche remplie de sang dont le siège exclusif est la face externe du pavillon.

L'extravasation du liquide se fait entre le cartilage et le périchondre. Les altérations spontanées dont le cartilage est le siège facilitent la rupture vasculaire, à l'occasion d'un traumatisme léger.

Cette dégénérescence kystique du cartilage, plus fréquente chez les vieillards et les aliénés, explique pourquoi l'othématome est plus souvent observé chez eux, cependant il n'épargne pas complètement les individus sains et robustes.

L'othématome dont le début est brusque se présente sous la forme d'une poche rouge foncé ou bleuâtre, plus ou moins arrondie, molle au début quand la réplétion n'est pas trop grande, puis dure par suite de la coagulation du sang extravasé.

Le volume de la tumeur, assez limité quand elle est spontanée, peut être considérable quand elle est d'origine traumatique.

Traitement. — Les othématomes de petit volume et peu douloureux ne nécessitent aucun traitement ; il sera prudent néanmoins d'exercer une compression douce et continue avec une forte couche d'ouate maintenue avec une bande ; compression qui aura pour effet de faciliter la résorption du sang épanché et de prévenir un nouvel épanchement en mettant l'oreille à l'abri des froissements quand le malade est couché.

Si la poche est volumineuse et le sang encore liquide, on peut faire une aspiration aseptique qui diminuera la tension et les douleurs ; l'opération peut être renouvelée si la poche se remplit à nouveau, ce qui n'est pas rare.

Quand la tumeur est très douloureuse, que le sang est à l'état de caillots, il est préférable de recourir à l'incision de la poche, en prenant toutes les précautions que commande l'antisepsie. Après évacuation des caillots et nettoyage de la poche, avec un liquide antiseptique, on bourre celle-ci de gaze iodoformée et on applique un bandage compressif ; au pansement suivant on retire la gaze pour permettre à la peau de se souder au cartilage et on continue jusqu'à guérison complète la compression ouatée.

OTITE EXTERNE DIFFUSE AIGUË

Les inflammations glandulaires, folliculaires, la furonculose du conduit, constituent la forme circonscrite de l'otite externe ; quand l'inflammation s'étend à la plus grande partie ou à la totalité du revêtement cutané de ce canal, l'otite externe diffuse est constituée.

Il ne faut pas voir dans cette affection une entité morbide, mais simplement une localisation ; les causes les plus disparates peuvent lui donner naissance.

Quelquefois consécutive à l'otite moyenne purulente, l'otite externe peut aussi être primitive et apparaître à la suite de traumatismes, de cautérisations chimiques, de fièvres éruptives, de refroidissement, etc.

Les affections cutanées limitées à cette région, bien que déterminant un gonflement plus ou moins étendu des parties molles, doivent être distraites de l'otite externe diffuse, en raison de leurs caractères morphologiques bien accusés ; c'est ainsi que l'eczéma aigu ou chronique, l'herpès, le pityriasis, le pemphigus doivent être étudiés à part

Quelle que soit la cause qui la détermine, traumatisme ou maladie générale, l'otite externe diffuse débute par une sensation de chaleur, de tension, de prurit limité au conduit auditif. Les douleurs ne tardent pas à apparaître et à prendre le caractère lancinant avec des irradiations autour de l'oreille ; l'exaspération vespérale ou nocturne des douleurs est fréquente et trouble ou empêche complètement le sommeil.

Pour peu que la maladie soit intense, les symptômes généraux : fièvre, inappétence, état saburral, etc., surviennent surtout si le sujet est jeune et nerveux.

Au bout de quelques jours, une sécrétion d'abord séreuse, puis purulente 'et souvent corrosive pour la peau saine du pavillon, apparaît. Le pus parfois rendu grumeleux par la présence de la desquamation épidermique peut être très abondant.

Fréquemment, il survient dans le cours de l'otite diffuse de véritables abcès glandulaires, dus à l'infection, à l'inoculation des glandes par le pus.

L'examen direct ne peut être pratiqué qu'après avoir balayé le pus qui remplit le conduit auditif et parfois la conque avec une injection tiède de solution antiseptique : acide borique 3 p. 100, acide phénique pur 1/200 ; solution de sublimé à 0,25 ou 0,50/1000.

L'aspect des parties enflammées est assez

variable : en dirigeant la lumière du miroir
frontal sur le pavillon et en tirant celui-ci
en arrière et en haut, on peut constater que
l'ouverture du méat est complètement fermée par la tuméfaction; il est dès lors inutile de pousser plus loin son investigation
et surtout de placer le spéculum qui ne péné-
trerait dans le conduit qu'au prix de violentes
douleurs.

Dans d'autres cas l'entrée du méat, bien
que rétrécie, peut cependant admettre un
spéculum de faible diamètre; on aura, dès
lors, recours à cet instrument pour inspec-
ter les parties profondes, que l'on aperce-
vra, rouges, tuméfiées, recouvertes d'épiderme ramolli, blanc grisâtre. Quant au
tympan, il est le plus souvent impossible de
l'apercevoir à cause de l'étroitesse du conduit et la présence dans le fond des détritus
épidermiques et purulents. Ce n'est qu'après
la période aiguë, quand le canal s'est
élargi, que l'on peut constater un état
blanc grisâtre, irrégulier, chagriné et dépoli de la couche cutanée de la membrane. Quand l'otite externe a duré longtemps, il peut même y avoir une perforation
du tympan, en dehors, bien entendu, de

toute otite moyenne suppurée antérieure.

Il est du reste facile, sans explorer directement cette membrane, de s'assurer s'il existe une perforation en ayant recours à la douche d'air; l'auscultation de l'oreille avec l'otoscope permet de constater s'il existe ou non un bruit de perforation.

La durée de l'otite externe diffuse est subordonnée à la cause qui l'a produite, et surtout au genre de traitement institué, dans lequel il faut ranger les conditions hygiéniques du milieu où vit le malade.

Le diagnostic, pour être complet, doit porter sur l'étendue et le siège de la lésion, la cause qui a produit l'otite externe et l'absence ou l'existence de complications.

Si les commémoratifs révèlent l'existence d'une otite moyenne purulente antérieure à l'otite externe, il y a de grandes probabilités pour que celle-ci ne soit qu'une complication de la première.

La pathogénie est claire et précise quand l'otite est survenue à la suite de tentatives d'extraction de corps étrangers, d'érysipèle, de cautérisations chimiques volontaires pour provoquer une affection de l'oreille destinée à exempter du service militaire, de fièvres éruptives, d'irritations du conduit par grattage, etc.

Quand le méat est fermé par le gonflement, il est impossible de se rendre compte de l'étendue de l'inflammation et de reconnaître si le tympan est lésé, s'il existe des abcès glandulaires du conduit; pour porter le diagnostic, il faut attendre que la tuméfaction ait diminué.

On distinguera l'otite externe diffuse de l'abcès du conduit par ce fait que dans la première affection le rétrécissement du canal est concentrique, mais régulier, tandis que dans l'abcès circonscrit la lumière du canal a la forme d'un croissant dont la concavité embrasse la tuméfaction. Si les deux parois opposées du conduit sont le siège d'un abcès, la lumière a la forme d'un sablier ou d'une fente dont la partie rétrécie correspond au sommet des deux abcès qui se joignent. D'ailleurs dans ces cas la sécrétion est bien moins abondante que dans l'otite diffuse, bien que les symptômes douloureux, surdité, chaleur soient aussi prononcés dans l'une que dans l'autre affection.

Traitement. — Le traitement doit être

subordonné à la cause, à la période et aux complications de l'otite externe diffuse.

Après une extraction laborieuse de corps étrangers chez un enfant, on préviendra la réaction inflammatoire en prescrivant des bains d'oreille avec de l'huile phéniquée au 1/50ᵉ ou de la glycérine neutre phéniquée, qui en détruisant ou atténuant la vitalité des organismes qui existent à l'état normal dans le cérumen, empêchera l'infection des parois excoriées.

Quand la maladie est constituée, le traitement sera dirigé contre le symptôme douleur, qui est extrêmement pénible.

S'il y a un léger état saburral, il est indiqué de prescrire un léger purgatif. Deux à quatre sangsues appliquées au-devant du tragus soulagent ordinairement les malades. Concurremment avec ces moyens, on fera prendre plusieurs fois par jour des bains d'oreille avec de l'eau tiède ou une solution boriquée que l'on garde pendant quinze à vingt minutes chaque fois.

Hartmann proscrit les cataplasmes qui augmentent l'afflux sanguin vers l'oreille Il leur préfère le froid, sous forme de compresses imbibées d'eau froide ou un petit

sac de glace appliqué dans le creux sous-
auriculaire et la face latérale du cou. En
même temps il fait prendre des bains d'o-
reille chauds avec une solution de sublimé
à 1/1000ᵉ ou fait appliquer sur l'oreille une
éponge imbibée d'eau très chaude. Le soir
en se couchant, onctions au pourtour de l'o-
reille avec de l'onguent gris mélangé d'ordinaire avec parties égales de vaseline.

Gellé prescrit pour calmer les douleurs
des bains d'oreille avec la solution suivante :

<pre>
Sulfate d'atropine . . . . .   20 centigrammes.
Eau distillée . . . .   20 grammes.
</pre>

L'usage de cette solution peut ne pas être
sans danger s'il en pénètre quelques gouttes
dans le pharynx en passant par une perforation du tympan et la trompe d'Eustache.

A la période d'état, quand la suppuration
est abondante, il faut empêcher la stagnation du pus en pratiquant des injections fréquentes avec une solution antiseptique ;
après nettoyage et dessèchement du conduit
avec l'ouate on peut, soit insuffler un peu
de poudre d'acide borique ou badigeonner
le conduit avec du salol camphré ou intro-

duire une mèche de gaze iodoformée qui assure l'antisepsie.

Il se présente des cas où la tuméfaction des parois est telle que la lumière du canal est effacée et que, ni les bains, ni les injections ne peuvent balayer le pus situé en arrière du rétrécissement; cette éventualité se présente surtout quand l'otite diffuse se complique d'abcès du conduit. C'est dans de pareils cas que nous conseillons le tubage[1] qui nous a donné d'excellents résultats. Pour le pratiquer, on choisit un tube à drainage à paroi épaisse, ou à son défaut on coupe un morceau de sonde en gomme rouge de trois centimètres environ de longueur que l'on introduit dans le méat en forçant un peu; l'introduction est plus facile en coupant le bout de tube obliquement et en lui imprimant de petits mouvements de rotation. On peut atténuer la douleur en badigeonnant le conduit avec une solution ou une pommade à la cocaïne. Le diamètre du tube doit être tel qu'il puisse pénétrer dans le conduit sans de trop grandes difficultés.

---

[1] *Annales des maladies de l'oreille.* Décembre 1893,

Ce tube joue le double rôle de tube à drainage et de dilatateur ; si on le retire le lendemain, on constate que le conduit auditif s'est agrandi et a le diamètre du tube de caoutchouc.

Voici une observation qui donne bien la physionomie de l'otite externe diffuse et le mode de traitement employé :

X. « Jeanne, vingt ans, est atteinte depuis l'âge de huit ans d'une otorrhée droite, survenue à la suite de grattages avec une épingle ; l'écoulement persiste jusqu'à seize ans avec des rémissions de huit à quinze jours.

De seize à dix-neuf ans l'écoulement cesse, mais depuis le mois de novembre 1892, l'otorrhée a repris son cours sans discontinuer.

Jusque-là l'écoulement est resté indolore, mais depuis quinze jours les douleurs ont été très vives et l'ont empêchée de dormir.

Elle vient me consulter le 25 septembre ; le pus, très abondant, remplit littéralement le méat externe et coule dans la conque. Après une injection détersive, on peut constater que l'entrée du conduit auditif est complètement fermée par le gonflement des parois.

Le tubage pratiqué immédiatement est suivi de la cessation des douleurs; dès la nuit suivante, le malade peut dormir toute la nuit.

L'agrandissement de la lumière du conduit auditif permet de constater, quatre jours après, l'existence d'un abcès situé très profondément sur la paroi supérieure, mais qui se vide facilement.

Après une dizaine de jours, on peut examiner le tympan qui présente une perforation dans son segment antéro-inférieur, perforation très probablement due à l'otorrhée externe qui dure depuis douze ans et qui n'a jamais été soignée.

L'écoulement purulent est du reste presque nul et ne tarde pas à cesser complètement quelques jours après.

Le traitement a consisté en injections faites quatre ou cinq fois par jour avec une solution d'acide borique ; puis, vers la fin, un badigeonnage avec une solution de nitrate d'argent au 1/20°. »

Si le traitement local ne suffit pas à calmer les douleurs, on peut avoir recours à la médication analgésique : antipyrine, sirop de morphine, sirop de chloral, injections

sous-cutanées de morphine; enfin le sulfate
de quinine si les douleurs sont nettement
périodiques.

OTITE EXTERNE DIFFUSE CHRONIQUE

Si l'otite externe aiguë n'est pas rigoureusement traitée jusqu'à guérison complète,
la suppuration peut persister pendant des
mois et des années et l'affection passe à
l'état chronique. Si l'influence de l'état général est hors de contestation, il n'en est pas
moins vrai que c'est surtout le défaut de
soin, d'antisepsie qui favorise le passage à
l'état chronique de l'otite externe aiguë.

Le séjour du pus concret, des produits de
desquamation altérés dans la profondeur du
conduit auditif, créent un foyer infectieux
qui de temps à autre détermine des poussées ou une rechute que rien ne faisait prévoir.

Aussi ne peut-on affirmer la guérison
complète que lorsque le méat a repris son
aspect normal et que le sinus prétympanique est absolument détergé.

Les symptômes objectifs de la forme chronique sont les mêmes que ceux de la forme aiguë : tuméfaction de toute la paroi, rétrécissement concentrique de la lumière du canal, écoulement séro-purulent ou franchement purulent, grumeaux épidermiques, accumulation de détritus dans le fond du conduit, myringite secondaire avec ou sans perforation, etc.

La douleur disparaît dans la forme chronique et ne revient qu'à l'occasion d'une poussée aiguë ou de la formation d'un abcès de la paroi ou d'une otite moyenne, mais les bourdonnements, la surdité persistent avec une intensité qui dépend de l'état anatomique de la région.

Une inflammation de longue durée atteignant les parties molles du conduit auditif peut être suivie de complications, les unes bénignes, d'autres sérieuses ou très graves.

Du côté de la peau on peut signaler les ulcérations, les polypes, le rétrécissement total ou membraneux du méat ; du côté des os, la périostite, l'ostéite ou carie, l'extension à l'apophyse mastoïde, l'arthrite suppurée temporo-maxillaire (Duplay).

Comme complication à distance, on peut ranger l'abcès cérébral, l'engorgement des ganglions péri-auriculaires ou cervicaux.

La myringite est si fréquente qu'elle fait partie de la symptomatologie de l'otite externe chronique et ne peut être regardée comme une complication ; il n'en est pas de même de l'otite moyenne suppurée consécutive qui succède à la perforation ou au décollement du tympan et qui vient entretenir l'état inflammatoire des parois du méat par la sécrétion infectieuse qu'elle provoque.

L'énumération de ces diverses complications prouve suffisamment la nécessité de combattre l'otite externe diffuse, malgré le préjugé qui règne dans le public.

Traitement. — Ce sont les antiseptiques qui donnent encore les résultats les plus constants : injections boriquées chaudes, ou phéniquées, ou avec une solution d'acide salicylique faible, etc.

Si le pus est très épais, consistant, on peut faire des injections avec une solution de sulfate de soude à 2 ou 5 p. 100, de sous-carbonate de soude, 2 p. 100 de bicarbonate de soude, 1 à 2 p. 100 qui désagrègent mieux les magmas que les solutions antiseptiques.

Quand la région est bien nettoyée et desséchée avec un tampon d'ouate, on peut faire agir des médicaments divers : glycérine boriquée 3/30ᵉ, glycérine phéniquée 1/40ᵉ ou 1/50ᵉ, solution de permanganate de potasse 1 p. 1000 de perchlorure de fer, d'acide salicylique dans l'alcool, 2 p. 100 de tartrate ferrico-potassique 1/100.

Quand la suppuration est presque tarie, une cautérisation avec une solution de nitrate d'argent au 1/10ᵉ ou 1/20ᵉ employée en badigeonnage active la cicatrisation.

Il en est de même des badigeonnages avec le salol ou le naphtol camphré.

Dans les cas invétérés où la suppuration persiste malgré les topiques, l'insufflation de poudre d'acide borique a donné, dans certains cas, d'excellents résultats.

Les bains d'oreille avec de l'alcool rectifié conviennent surtout aux cas où il s'est formé des granulations des polypes dans le conduit.

Les solutions astringentes de sulfate de zinc, de sous-acétate de plomb, de tanin, ont parfois leurs indications, mais ont l'inconvénient de former avec le pus des grumeaux, qui jouent le rôle de corps étrangers et contribuent à irriter la peau du conduit si on ne veille pas à leur expulsion ; c'est surtout dans les cas où l'affection est encore superficielle que ces solutions astringentes peuvent rendre des services, mais quand l'inflammation a gagné en profondeur, les antiseptiques doivent être préférés.

Il ne faut pas oublier que la fréquence des pansements et la nature des agents doit être subordonnée à l'intensité de l'affection ; si une thérapeutique insuffisamment active ne guérit pas l'otite externe chronique, une intervention trop active, trop excitante, peut la réveiller alors que le malade touchait à la guérison.

Il est inutile de parler du traitement des complications que nous avons signalées, chacune d'elles devant être étudiée isolément.

Le traitement général, en modifiant l'état dyscrasique du sujet, activera l'influence du traitement topique ; aux scrofuleux, lymphatiques : huile de foie de morue, préparations iodées ou iodo-taniques ; aux anémiques : les amers, le quinquina, le fer ; aux herpétiques, les arsénicaux, etc.

On ne négligera pas non plus le régime, l'hygiène générale, le traitement hydrominéral, qui peuvent modifier favorablement l'état général du sujet et prévenir les récidives.

OTITE EXTERNE DIPHTÉRITIQUE

La diphtérie atteint quelquefois le conduit auditif ; le plus souvent cette localisation est consécutive à la diphtérie pharyngée ; cependant Wreden, Moos, Bezold, Blau ont observé l'otite croupable primitive.

Une otorrhée coexistant avec la diphtérie pharyngée constitue une cause prédisposante non douteuse à l'extension des fausses membranes dans le conduit auditif.

La portion osseuse du méat est recouverte d'un exsudat blanc grisâtre adhérant assez fortement au tissu sous-jacent ; quand on détache la fausse membrane, la paroi apparaît excoriée, exulcérée.

Il survient un gonflement notable des glandes péri-auriculaires.

Les douleurs sont parfois très violentes et s'irradient dans une moitié de la tête ; l'écoulement augmente, les bourdonnements, la surdité sont en rapport avec l'étendue des fausses membranes et le gonflement des parties molles du méat.

Wreden, Blau ont constaté l'anesthésie de l'oreille et l'absence de douleurs quand la diphtérie atteignait l'oreille moyenne.

Quand la diphtérie de l'oreille coexiste avec celle du pharynx, le diagnostic ne présente pas de grandes difficultés ; d'ailleurs, l'adhérence intime des fausses membranes au tissu sous-jacent permet de distinguer la diphtérie de la macération épidermique avec laquelle on pourrait la confondre à un examen superficiel.

Traitement. — Quand il y a de la diphtérie pharyngée, on institue le traitement convenable, que l'on peut appliquer à l'otite externe croupale.

Burckhardt-Mérian conseille de remplir le conduit auditif d'eau de chaux tiède qu'on laisse quinze à vingt minutes ; puis on pratique une injection avec une solution d'acide borique pour détacher les fausses membranes ramollies, enfin on insuffle de l'acide borique pulvérisé.

On peut empêcher les poussées en badigeonnant le conduit auditif avec de la glycérine phéniquée au 1/10e ou 1/15° ou en remplissant le conduit d'alcool boriqué au 1/20e.

Après la disparition des fausses membranes, il reste parfois des ulcérations qui saignent facilement et que l'on doit traiter par la méthode antiseptique : injections, insufflations de poudre d'acide borique, d'iodoforme, de dermatol, etc.

OTITE EXTERNE PÉRIOSTIQUE CIRCONSCRITE

L'otite externe périostique circonscrite est d'origine rhumatismale (Gellé) ; elle coïncide souvent avec des localisations articulaires de cette diathèse.

Cette affection est caractérisée par la présence, dans le fond du conduit auditif, d'une ou plusieurs tuméfactions arrondies qui en se développant peuvent fermer la lumière de ce canal ; la tumeur est lisse, rosée, dure, peu douloureuse au contact du stylet et se termine par résolution au bout de quelques semaines sous l'influence d'un traitement approprié.

Les symptômes généraux sont ceux d'une

manifestation rhumatismale ; quant aux symptômes locaux : douleur, surdité, ils n'apparaissent nettement que lorsque les tumeurs sont volumineuses et obstruent le conduit auditif.

Traitement. — Gellé qui a donné une bonne description de cette maladie conseille le salicylate de soude à l'intérieur ou du sulfate de quinine à la dose de 60 à 70 centigrammes, en pilules de 10 centigrammes.

Le traitement local consiste en injections avec une infusion de fleurs de camomille, en fumigations de vapeurs chaudes.

OTITES MOYENNES
CONSIDÉRATIONS GÉNÉRALES

L'oreille moyenne située à la réunion de deux canaux qui communiquent avec l'extérieur, l'un le conduit auditif court, large ; l'autre, la trompe d'Eustache, étroit, sinueux était destinée à recevoir le contre-coup des lésions qui atteignent ces deux conduits. Si on ajoute à cela les manifestations auriculaires de la plupart des fièvres éruptives, pour ne pas dire toutes, les localisations d'états diathésiques comme la syphilis, la tuberculose, le rhumatisme, on ne s'étonnera plus de la fréquence extraordinaire des inflammations qui atteignent l'oreille moyenne.

Comment peut-on concevoir la genèse des otites moyennes ? Pour les affections diathésiques, *totius substantiæ*, la localisation dans l'une ou les deux oreilles ne peut se comprendre ou plutôt s'expliquer, pas plus qu'on ne peut expliquer la raison qui fait que deux syphilitiques ne sont pas atteints au même degré de lésions analogues, pourquoi l'un présentera des gommes cérébrales alors que le second sera indemne.

Peut-être existe-t-il dans l'oreille de l'un une lésion légère, inappréciable subjectivement et objectivement qui sert d'aimant à la localisation de la maladie générale : c'était un *locus minoris resistentiæ* sur lequel l'état diathésique est venu se greffer.

Pour les affections locales se compliquant d'otite moyenne, il suffit de se rappeler la continuité de la muqueuse tubaire avec la muqueuse du pharynx, la communauté de plusieurs branches vasculaires qui les rend solidaires au point de vue pathologique pour expliquer le retentissement des affections pharyngées ou nasales sur l'oreille moyenne.

Schwinburne a constaté que sur 1,000 cas d'otites moyennes aiguës ou chroniques, 953 fois l'otite était consécutive à une inflammation du nez ou du pharynx.

L'étude de la microbiologie qui a été si féconde en résultats, au point de vue de l'étiologie et de la thérapeutique d'un grand nombre de maladies, n'a pas, jusqu'à présent du moins, ajouté de notions nouvelles en ce qui concerne les otites secondaires aux affections locales de la gorge.

Sans doute on a trouvé dans les sécrétions pathologiques, issues de la caisse, plusieurs variétés de microbes : des staphylocoques, des streptocoques, des pneumocoques, le bacille de Koch, etc., la conséquence de cette découverte était que l'otite moyenne purulente était causée par tel ou tel microbe, suivant les cas.

Cette conception, peut-être exacte pour bien des cas, ne saurait être généralisée ; à notre avis, l'invasion microbienne n'est que secondaire aux altérations de la muqueuse et n'en est pas la cause primitive.

Nous allons prendre un exemple emprunté à la pratique journalière : un malade, à la

suite de coryza ou d'amygdalite, ressent
dans une oreille de violentes douleurs,
accompagnées de bourdonnements, surdité,
fièvre, etc. ; l'examen objectif permet de
constater une rougeur diffuse du tympan
due à la vascularisation anormale de la
couche muqueuse ; à l'auscultation pendant
la douche d'air on perçoit le bruit de gros
râles muqueux. Il existe évidemment une
otite catarrhale intense qui, négligée, ne tar-
derait pas à provoquer de grands désordres
dans l'oreille moyenne. Il n'est point douteux que, dans ce cas, on trouverait dans
l'exsudat, une variété de microbes signalés
plus haut.

Si la doctrine de l'infection par les
microbes était exacte, la logique commande-
rait de diriger la thérapeutique contre les
microorganismes pour arrêter les altérations
de tissu qu'ils provoquent.

Or, il n'en est rien ; que l'on diminue l'en-
gouement inflammatoire de la muqueuse et
les accidents disparaissent. Ce n'est certes
pas l'insufflation d'un peu d'air dans la
caisse qui a suffi pour tuer les microbes ; la
douche d'air a eu seulement pour résultat de
modifier les conditions vitales de la mu-

queuse de l'oreille, de diminuer la congestion, le gonflement de cette muqueuse ; dès lors l'affection rétrocède. Ce n'est certes pas quand la lésion est profonde, datant de plusieurs jours, que cet heureux résultat peut toujours être obtenu, mais au début ; plus tard les altérations considérables de la muqueuse, l'invasion microbienne consécutive ne peuvent être combattues par ce simple moyen.

Nous pensons que dans la plupart des cas la pathogénie des otites est la suivante : sous l'influence du refroidissement par exemple, la muqueuse pharyngée et tubaire se tuméfie, le mucus sécrété en plus grande quantité a perdu son pouvoir bactéricide (Wurtz et Lermorpz) ; les microbes, contenus normalement dans le nez ou le pharynx, trouvant un terrain favorable à la pullulation, s'en emparent et gagnent de proche en proche l'oreille moyenne. A notre avis, les altérations de la muqueuse ne seraient pas consécutives à l'invasion microbienne, mais la précéderaient.

Cette explication peut s'appliquer aussi bien aux otites qui apparaissent dans le cours ou au déclin des fièvres graves, à ma-

nifestations pharyngées qu'aux otites consécutives aux affections du nez et du pharynx.
L'exploration de ces cavités n'est, on peut
le dire, jamais pratiquée dans le cours de
ces maladies, parce qu'elles n'attirent pas
particulièrement l'attention du clinicien et
que leurs symptômes bénins se perdent ou
passent inaperçus dans l'ensemble des symptômes de la maladie générale ; lorsqu'é-
clate l'otite moyenne avec des symptômes
bruyants, on la considère comme une infection, issue de toute pièce et localisée dans
la caisse, alors qu'il s'agit d'une extension
graduelle de l'inflammation, partie de la muqueuse des voies respiratoires supérieures.

Il est d'observation journalière qu'une
amygdalite aiguë *a frigore* est suivie d'un
coryza, puis de laryngo-trachéite ; dans
d'autres cas, l'inflammation débute par le
nez, gagne la gorge, puis les bronches.

S'il en est ainsi chez des individus bien
portants, pourquoi n'en serait-il pas de
même chez des sujets atteints d'affection
générale chez lesquels la vitalité des tissus
est diminuée et où la lutte des éléments
vivants se termine souvent par le triomphe
des microbes ?

Cette conception pathogénique n'est pas purement abstraite ; elle entraîne avec soi des conséquences thérapeutiques de grande importance.

Si, en effet, les lésions de la muqueuse sont primitives, la thérapeutique dirigée contre ces altérations arrêtera les progrès de l'invasion microbienne et fera rétrocéder l'affection, ce qui ne saurait avoir lieu si l'infection était la cause primordiale des altérations.

CLASSIFICATION DES OTITES MOYENNES

La multiplicité de formes que peut revêtir l'inflammation de l'oreille moyenne explique la difficulté que l'on éprouve à établir une classification rigoureuse et universellement adoptée, chaque auteur désignant une affection par un terme particulier ; nous indiquerons plus loin les divers synonymes.

Les otites sont ou aiguës ou chroniques, s'accompagnent ou non d'un écoulement extérieur ou au moins d'un épanchement dans la caisse.

11

A l'exemple de Politzer, Hartmann, nous les diviserons en :

Otites aiguës ou subaiguës.	Catarrhale ou muqueuse et suppurative.
Otites chroniques avec otorrhée.	Otite chronique suppurative.
Otites à marche chronique d'emblée sans otorrhée.	Otite catarrhale chronique, hyperplasique. Otite sèche ou scléreuse.

Voici les synonymes de ces diverses formes d'otites moyennes empruntés à Politzer :

Otite moyenne aiguë (Politzer). — Catarrhe aigu simple de l'oreille moyenne (Trœltsch). Otite aiguë de la caisse (Bonnafont) Hyperhémie aiguë de l'oreille moyenne (de Rossi). Inflammation catarrhale aiguë de l'oreille moyenne (Roosa).

Otite moyenne purulente aiguë. — Otite moyenne aiguë suppurative ou perforative. Antrotympanite (anciens auteurs). Périostite de l'oreille moyenne (Rau). Catarrhe purulent aigu ou otite moyenne aiguë (Trœltsch). Suppuration aiguë de l'oreille moyenne (Roosa). Otite moyenne pyogénique à forme aiguë (de Rossi).

Otite moyenne purulente chronique. — Otite moyenne suppurative chronique (Politzer). Otite moyenne suppurée ou perforative chronique. Otite interne des anciens auteurs. Catarrhe purulent chronique de l'oreille (Trœltsch). Suppuration chronique de l'oreille moyenne (Roosa). Inflammation purulente chronique de l'oreille moyenne (Burnett). Otite profonde de l'oreille moyenne (Bonnafont). Otite moyenne pyogénique à forme chronique (de Rossi).

Otite moyenne sèche. — Otite moyenne catarrhale chronique. Otite moyenne catarrhale sèche. Otite moyenne scléreuse. Inflammation proliférative de l'oreille moyenne (J. Roosa). Otite moyenne hyperplastique (de Rossi). Otite moyenne adhésive progressive.

Un pareil luxe de termes pour désigner une même affection, indique suffisamment qu'il est difficile d'en trouver un unique pour caractériser nettement cette affection ; une observation détaillée peut seule en présenter l'aspect, la modalité.

Une classification ne saurait embrasser tous les cas qui se présentent en clinique, tant sont nombreuses les variétés d'otites. Chez un de nos malades, médecin, le premier symptôme de l'otite moyenne fut une perforation du tympan suivie de l'issue de sérosité sanguinolente qui survint en se mouchant ; il n'avait jamais présenté le moindre symptôme du côté de l'oreille : donc pas de symptômes aigus et pas d'otite chronique puisque l'inflammation disparut en quelques jours.

Dans certains cas, sous l'influence du traitement (injections intra-tympaniques massives de Gruber), l'otite sèche se complique d'otite suppurée ou bien l'otite catarrhale aiguë se transforme en otite suppurée, etc. Ces quelques exemples prouvent qu'une classification ne peut qu'embrasser les formes principales de l'inflammation de l'oreille moyenne laissant à la clinique le soin d'en apprécier les variétés.

OTITE MOYENNE AIGUË CATARRHALE

L'otite moyenne catarrhale aiguë succède presque toujours à une inflammation des muqueuses du nez, du pharynx ou des amygdales. Les enfants porteurs de végétations adénoïdes sont plus que les autres sujets à des poussées congestives du côté des oreilles, poussées qui aboutissent souvent à une otite moyenne aiguë.

La marche ordinaire des accidents est la suivante : un malade atteint d'un coryza aigu, d'une pharyngite ou d'une amygdalite éprouve au bout de quelques jours une sensation de gêne, de plénitude dans l'oreille correspondant au côté atteint ; des bourdonnements légers apparaissent, sa voix résonne dans l'oreille malade comme si on lui parlait dans le conduit auditif.

Mais bientôt des douleurs violentes surviennent, principalement la nuit ; limitées tout d'abord à la profondeur de l'oreille, elles s'irradient ensuite dans la région pariétale, le cou, les dents. Les bourdonnements augmentent d'intensité et ressemblent à un bruit de cloche ou au bruit d'un vent d'orage, etc. ; la surdité, qui jusque-là n'avait pas attiré l'attention du malade, augmente considérablement.

Les symptômes généraux varient suivant l'âge du sujet, son tempérament. Chez les uns, particulièrement les enfants nerveux, la fièvre, l'agitation, le délire sont assez marqués pour faire redouter l'existence d'une affection méningitique si on n'était prévenu de la cause de ces bruyants symptômes ; la céphalalgie, l'inappétence, l'insomnie existent souvent, mais à un degré variable.

Ces symptômes réactionnels manquent chez certains sujets ou plutôt sont assez légers pour que le malade ne s'en plaigne pas.

Si on examine le tympan lorsque les accidents ne datent que de quelques heures ou un jour, on constate que la membrane du tympan est injectée très vivement au niveau de la membrane de Schrapnell et derrière le manche du marteau ; la couche cutanée encore intacte a conservé son poli, sa translucidité ; aussi le triangle lumineux n'est-il pas sensiblement modifié.

A une période plus avancée, l'injection du tympan gagne la périphérie, par ses vaisseaux radiaires, et une couleur rouge vif, généralisée, remplace la couleur gris perle normale. Dès que la couche cutanée est atteinte par le processus inflammatoire, l'infiltration des espaces cellulaires, l'imbibition des cellules épidermiques fait disparaître le poli de cette couche qui devient gris terne, irrégulière, comme chagrinée ; le triangle lumineux disparaît définitivement jusqu'à guérison et fait place à quelques points lumineux irréguliers comme siège et comme forme.

Le manche du marteau est masqué par l'épaississement des couches moyenne et externe du tympan, ainsi altérées ; il ne reste plus pour s'orienter que l'apophyse externe qui apparaît comme un bouton blanc émergeant d'une surface rouge ; si l'inflammation est très vive, il disparaît à son tour.

L'examen fonctionnel permet de constater une diminution de l'acuité auditive pour les sons aériens, tandis que le diapason appliqué sur le crâne est plus fortement perçu du côté malade.

A l'auscultation, pendant la douche d'air on entend des bruits de râles muqueux, plus ou moins gros et nombreux suivant la quantité et la consistance de l'exsudat.

Après un laps de temps variable, qu'il est difficile de préciser parce que beaucoup de malades ne font remonter le début de leur affection qu'au moment où ils ont ressenti de vives douleurs et ne tiennent pas compte des légers symptômes précurseurs, donc, après trois ou quatre jours et quelquefois vingt-quatre heures après l'apparition des douleurs vives, le tympan se rompt et donne issue à une sérosité rougeâtre, puis à un exsudat muqueux plus ou moins abondant.

La perforation spontanée se produit généralement au-dessous de l'ombilic ou un peu en avant et en bas, à égale distance de celui-ci et de la périphérie du tympan.

La nature du liquide qui sort de la caisse est loin d'être toujours semblable ; tantôt la sérosité prédomine, tantôt c'est un liquide visqueux que l'on ne saurait mieux comparer qu'au blanc d'œuf un peu opalescent. Bien que catarrhale, cette forme d'otite moyenne s'accompagne d'une sécrétion purulente légère qui rend l'exsudat un peu trouble, opalescent, mais le pus n'y prédomine pas comme dans l'otite moyenne purulente.

Cette forme d'otite moyenne présente des degrés dans sa marche et son intensité. Elle peut être subaiguë et ne se traduire que par des symptômes subjectifs bénins, tels que sensations de plénitude, légers bourdonnements, diminution de l'acuité auditive peu marquée.

A l'examen, le tympan peut présenter son aspect normal qui permet de reconnaître dans la caisse un épanchement plus ou moins considérable dont la limite est indiquée par une ligne sombre qui se déplace avec les mouvements de flexion de la tête.

Parfois, la membrane du tympan se laisse distendre en forme de sac, d'ampoule qui contient de l'exsudat.

Cette variété, que Politzer désigne sous le nom d'otite moyenne catarrhale et dont il fait une affection particulière, ne représente qu'un degré d'inflammation inférieure à l'otite moyenne aiguë catarrhale.

La marche de l'affection diffère sensiblement suivant les cas ; chez les uns les phénomènes rétrocèdent spontanément ou sous l'influence du traitement, chez d'autres il se produit une perforation du tympan ou bien les symptômes persistent avec une telle violence que la paracentèse est rendue nécessaire.

D'ailleurs, que la perforation soit spontanée ou chirurgicale, elle ne tarde pas à se fermer au bout d'un ou deux jours, contrairement à ce qui se passe dans l'otite moyenne purulente.

Cette rapide cicatrisation est quelquefois fâcheuse et oblige à recourir à une nouvelle paracentèse, quand les symptômes douloureux persistent ou réapparaissent après une amélioration de plusieurs jours.

L'otite moyenne catarrhale aiguë peut se greffer sur une inflammation chronique de la muqueuse de l'oreille et chaque atteinte augmente le trouble fonctionnel de l'organe malade, en créant des adhérences, des épaississements des replis muqueux ou de la membrane de la fenêtre ronde, etc., de sorte qu'après plusieurs rechutes il peut exister des lésions sérieuses ou irrémédiables de l'oreille moyenne.

Il y a donc grand intérêt à ne pas négliger le traitement de cette affection, sous quelque apparence bénigne qu'elle puisse se présenter.

Diagnostic. — Le diagnostic de l'otite moyenne catarrhale ne présente généralement pas de grandes difficultés, mais elle peut être méconnue.

Elle se distingue de la myringite par ce

fait capital que la surdité est beaucoup plus prononcée dans l'otite moyenne que dans la myringite aiguë. Si on examine le malade au début de l'affection, la couche cutanée est encore polie et transparente, la couche muqueuse seule étant vivement injectée ; dans la myringite au contraire l'altération frappe d'abord la couche cutanée.

A une période avancée, l'examen objectif serait insuffisant à établir le diagnostic ; mais l'auscultation de l'oreille pendant la douche d'air et l'auscultation transauriculaire, l'existence antérieure ou contemporaine d'une affection aiguë du rhino-pharynx ou d'une fièvre éruptive, etc., permettent de faire le diagnostic.

Nous avons dit que l'affection auriculaire peut être méconnue ; le fait n'est pas rare quand elle se présente avec les symptômes généraux et nerveux qui attirent toute l'attention et la font prendre pour une méningite.

M. Gellé a observé plusieurs faits d'otite moyenne pseudo-méningitique et les exemples en seraient nombreux si tous les praticiens examinaient l'oreille avant de porter le diagnostic de méningite.

L'otite moyenne catarrhale intense ne se

distingue de l'otite suppurée que par la moindre violence des symptômes généraux et la nature de l'exsudat quand la perforation s'est produite. On ne peut donc au début établir de diagnostic rigoureux entre ces deux affections qui ne sont, du reste, que des degrés différents d'une inflammation de la muqueuse de l'oreille moyenne, et cela d'autant moins que certains malades voient survenir l'écoulement purulent de l'oreille sans avoir éprouvé des douleurs violentes ou des symptômes généraux qui accompagnent le plus souvent la formation du pus.

De plus, il est des cas hybrides que l'on peut ranger aussi bien dans l'une que dans l'autre forme d'otite parce que la sécrétion est muco-purulente.

Le diagnostic pour être complet ne doit pas être limité à l'oreille, mais doit encore s'étendre à l'état du pharynx ou du nez, puisque là résident les causes de beaucoup les plus fréquentes de ces poussées aiguës du côté de l'oreille.

Traitement. — Lorsqu'on est consulté au début de l'otite moyenne catarrhale, alors que la couche muqueuse de la membrane du tympan est seule atteinte, et que les autres couches sont à peu près indemnes, on peut arriver par un traitement convenable à faire avorter l'inflammation ; ce traitement, c'est la douche d'air.

Trœltsch est d'avis que « plus tôt on fait des injections d'air, plus on abrège la durée des symptômes inflammatoires et plus aussi on amoindrit les suites fâcheuses du processus morbide ».

Politzer proscrit les douches d'air au début de l'affection « parce que, dit-il, d'après l'expérience, pendant la période de réaction, l'accroissement subit de la pression de l'air dans la caisse, tel qu'il résulte de l'éternuement, de l'action de se moucher, de l'éructation, augmente en général la douleur et l'irritation. La conclusion est : qu'aussi longtemps qu'une forte douleur existe dans l'oreille, il n'y a pas à pratiquer la douche d'air et que c'est seulement après la cessation des symptômes de réaction et lorsque l'ouïe commence à diminuer rapidement que les insufflations d'air dans l'oreille moyenne sont indiquées ».

Malgré la puissante autorité du professeur Politzer, nous nous rangeons à l'avis de

Trœltsch. Non seulement la douche d'air diminue la durée de l'inflammation, mais encore elle peut l'arrêter quand on la pratique assez tôt. Cette appréciation est basée sur les faits cliniques dont voici un récent exemple, pris au hasard : une jeune femme de vingt-quatre ans est prise, dans le cours d'un coryza aigu, de douleurs dans l'oreille droite extrêmement vives qui l'ont empêchée de dormir ; les bruits subjectifs qu'elle compare au son des cloches sont intenses, la surdité est très marquée du côté malade. Le tympan extrêmement injecté, dans sa presque totalité n'a pas perdu son poli. La douche suivant le procédé de Politzer est pratiquée environ vingt-quatre heures après le début de l'affection ; avec l'otoscope on perçoit le bruit de gros râles muqueux ; l'insufflation n'a point été douloureuse et a été renouvelée six heures après.

Tous les symptômes ont dès lors disparu, et sans autre médication que la douche d'air l'otite moyenne s'est arrêtée.

Dans un autre cas analogue où l'otite était apparue à la suite d'amygdalite, une seule insufflation par la sonde d'Itard mit fin aux accidents.

Il ne faut pas se dissimuler que ce résultat rapide et si heureux ne peut être obtenu que lorsque le malade vient consulter assez tôt, ce qui est bien rare.

Le plus souvent, l'affection date de plusieurs jours quand on est appelé à l'observer pour la première fois : c'est presque toujours la violence et la persistance des douleurs qui oblige le malade à réclamer l'avis du médecin.

Même à cette période, les douches d'air pratiquées avec prudence peuvent être utiles ; si elles ne suffisent pas à calmer les douleurs, on pourra pratiquer des instillations avec des solutions tièdes ou des bains d'oreille.

Ces derniers sont utiles quand on voit que le processus inflammatoire ne peut être arrêté dans sa marche et que l'otite arrivera à la perforation du tympan ; il y a dès lors avantage à activer cette issue qui marquera le terme des douleurs. Pour cela on peut employer de l'eau boriquée ou des infusions de plantes : tête de pavot, camomille, thé, etc., antiseptiques.

Les instillations répétées plusieurs fois par jour avec une solution de chlorhydrate de cocaïne au 1/10e, au 1/20e ou d'acide phénique dans la glycérine au titre de 1/15e à 1/20e peuvent, dans certains cas, modérer les douleurs ou arrêter le processus inflammatoire.

Comme médication interne, le sulfate de quinine à la dose de 0,50 à 0,75 centigrammes par jour, ou le salicylate de soude (2 à 4 grammes), le salol à la même dose ont des effets décongestionnants qu'il ne faut pas négliger, surtout s'il y a inflammation du nez ou du pharynx, ce qui est la règle. Quand l'otite malgré ce traitement local et général continue son évolution, si les douleurs persistent, assez vives pour troubler le sommeil et surtout si le tympan est repoussé en dehors par l'exsudat, la question de paracentèse doit être posée.

Avant de pratiquer l'opération (voir *Paracentèse*), il faut antiseptiser le conduit auditif et la membrane du tympan avec une solution phéniquée ou la liqueur de Van Swieten. Pour diminuer la douleur de l'opération, instiller quelques gouttes de solution de chlorhydrate de cocaïne au 1/5e, que le malade conservera cinq à dix minutes.

Chez l'enfant l'emploi de cette solution ne

saurait être fait avec trop de prudence et il voudrait mieux recourir à l'anesthésie générale si l'enfant est très craintif ou turbulent.

L'incision est pratiquée au lieu d'élection, c'est-à-dire dans le segment inférieur, à moins qu'il n'y ait un sac dans la partie supéro-postérieure qui force la main de l'opérateur à agir sur cette région.

L'incision faite, il s'écoule souvent de la sérosité séro-sanguinolente et quelquefois des produits muco-purulents.

On facilitera l'issue des exsudats à travers la perforation en pratiquant la douche d'air par le procédé de Politzer, ou, s'il est insuffisant, par le cathétérisme.

Nous préférons employer l'aspiration du pus par le conduit auditif avec le spéculum de Siegle, opération qui a l'avantage d'être plus facile à exécuter et surtout d'agir plus énergiquement. Dans bien des cas où la douche d'air restait sans effet, nous avons pu, par l'aspiration, attirer au dehors de gros bouchons muqueux qui remplissaient le conduit auditif, bien que la perforation fût petite.

De plus, l'aspiration pratiquée immédiatement après la paracentèse provoque une légère hémorragie, véritable saignée tympanique, analogue à l'action des ventouses scarifiées, qui favorise la résolution.

Après nettoyage du conduit, on peut instiller la solution d'acide phénique ou d'acide borique dans la glycérine neutre.

Généralement la plaie est cicatrisée au bout de vingt-quatre à quarante-huit heures ; quelquefois les symptômes subjectifs diminuent progressivement, mais, dans d'autres cas, après une accalmie de plusieurs jours, les douleurs reparaissent, mais moins violentes que la première fois. Si on examine le tympan, il n'est pas rare d'observer une légère voussure dans la moitié inférieure, voussure provoquée par la présence d'un exsudat qui s'est reformé. Il faut dans ce cas faire une nouvelle paracentèse suivie de l'aspiration et on verra un amas d'exsudat muqueux sortir de la caisse.

A partir de ce moment, les symptômes subjectifs et objectifs s'effacent graduellement et après quelques jours le malade est guéri. Sans doute, il reste bien encore une légère tuméfaction de la muqueuse, qui réclame des soins continués plus ou moins longtemps, mais le malade n'éprouvant rien d'anormal dans l'oreille, estime qu'il va bien.

Il arrive parfois que sous l'influence de l'incurie, d'un mauvais état général, de pansements défectueux, etc., la sécrétion se modifie et de muqueuse devienne purulente avec tendance à persister.

Lorsque l'otite catarrhale s'est formée sans symptômes de réaction, que l'épanchement assez abondant est visible à travers la membrane restée transparente, la paracentèse n'est indiquée que si les douches d'air régulièrement pratiquées sont restées sans effet. Politzer indique une manœuvre qui en rend l'action plus énergique, c'est la suivante : le malade incline la tête en avant et du côté opposé à l'oreille atteinte, de façon que l'axe de la trompe soit vertical ; dans cette position on pratique la douche d'air pendant que le sujet avale une gorgée d'eau.

Après la paracentèse l'exsudat peut être si consistant que ni les procédés de Valsalva, ni celui de Politzer, ou le cathétérisme ne peuvent le chasser hors de la caisse ; l'aspiration au contraire l'attire facilement au dehors en l'étirant comme une pâte molle que l'on oblige par pression à traverser le trou d'une filière.

Delstanche a obtenu d'excellents résultats en injectant par le cathéter, dans la caisse, de l'huile de vaseline pure ou iodoformée ; il a pu, dans bien des cas, se dispenser de faire la paracentèse.

Malgré la présence de l'exsudat dans l'oreille moyenne, l'huile de vaseline pénètre jusque dans cette cavité et la modifie avantageusement ; comme l'injection n'est pas douloureuse, il y a donc intérêt à commencer par ce mode de traitement, quitte à en venir aux moyens chirurgicaux, si l'affection ne rétrocède pas.

On ne saurait espérer obtenir un résultat rapide et durable, si la muqueuse du naso-pharynx enflammée n'est pas soignée en même temps que l'oreille ; c'est là une des causes principales de ces catarrhes chroniques de l'oreille sur lesquels viennent se greffer les poussées aiguës, à l'occasion d'un refroidissement léger qui serait resté sans effet sur un individu dont la muqueuse naso-pharyngienne serait indemne.

TRAITEMENT DE LA DOULEUR D'OREILLE DANS

L'OTITE. — Moure conseille, pour calmer les douleurs de l'otite, d'introduire dans l'oreille une boulette d'ouate imbibée de la solution suivante, ou d'y verser deux gouttes matin et soir :

Sulfate d'atropine	2 centigrammes.
Chlorhydrate de morphine .	5 —
Glycérine neutre	15 grammes.

Théobald emploie une formule analogue, qui, comme la précédente, doit être rejetée lorsqu'il y a perforation du tympan qui exposerait à l'absorption du médicament :

Il prescrit une instillation toutes les trois ou quatre heures de VIII à X gouttes de la solution suivante :

Atropine.	10 centigrammes.
Eau	10 grammes.

Solt a obtenu la cédation des douleurs et la disparition progressive de l'inflammation en faisant instiller trois fois par jour quelques gouttes du mélange suivant :

Ichthyol.	1 gramme.
Glycérine.	âā 7 gr. 50
Eau.	

Il existe nombre de formules, de mixtures analgésiques que nous ne pouvons rapporter ; en voici deux que donne le *Journal de médecine de Bruxelles*.

Menthol pulvérisé . . .	ââ	1 gr. 25
Camphre.		
Vaseline liquide.		30 grammes.

En instillations dans le conduit auditif :

Chloral camphré	5 grammes.
Glycérine.	30 —
Huile d'amandes douces. . .	10 —

Faire une friction avec cette mixture derrière l'oreille et introduire une boulette imbibée de cette solution dans le conduit auditif.

Politzer conseille d'appliquer sur l'oreille un linge imbibé de la solution suivante employée tiède :

Teinture d'opium	2 grammes.
Eau.	200 —

et d'introduire dans le méat une boulette d'ouate imbibée de cette solution ou d'eau tiède.

Il fait faire des frictions autour de l'oreille avec un tampon d'ouate imbibé de V à VI gouttes de la solution suivante :

Huile d'olive.	10 grammes.
Acétate de morphine. . . .	20 centigrammes.
Huile de jusquiame.	10 grammes.
Extrait aqueux de laudanum.	80 centigrammes.

Dans les cas très aigus accompagnés de douleurs lancinantes, avec inflammation violente du tympan, quelques sangsues appliquées au-devant du tragus peuvent amener une détente des symptômes douloureux.

Les lésions qui persistent après la cessation des phénomènes aigus tels que : gonflement et rétrécissement de la muqueuse de la trompe, hypertrophie de la muqueuse de la caisse, raideur des osselets, etc., seront étudiées à l'occasion des maladies de la caisse et de l'otite catarrhale chronique.

OTITE MOYENNE AIGUË PURULENTE

L'otite moyenne purulente aiguë est la forme d'inflammation aiguë de l'oreille moyenne que l'on observe le plus fréquemment. On n'assiste pas toujours, il s'en faut, au début de l'otite, car le malade ne consulte que si les douleurs sont par trop vives ou l'écoulement trop abondant et tenace ; ce n'est souvent qu'après plusieurs semaines ou mois que le malade vient consulter, quand l'affection est devenue chronique.

Les causes de l'otite purulente aiguë sont les mêmes que celles de l'otite catarrhale : affections naso-pharyngées, amygdalites, fièvres éruptives, etc. ; l'intensité de l'affection, la nature du terrain sur lequel elle évolue font que l'otite consécutive est catharrhale ou purulente.

Les symptômes du début sont analogues : tension, douleurs lancinantes, surdité se présentent avec les mêmes caractères ; le plus souvent les douleurs à exaspération vespérale ou nocturne prennent un caractère d'acuité excessif ; les douleurs s'irradient surtout du côté de la tempe, du pariétal, de la nuque, du cou ; les symptômes généraux : fièvre, inappétence, troubles cérébraux, sont aussi plus marqués.

A l'examen de l'oreille, on constate que non seulement le tympan, mais encore le conduit auditif est rouge, tuméfié, chaud, douloureux au contact ou au déplacement comme dans l'acte de la mastication ; la sensibilité peut être telle que la traction légère de l'oreille pour l'introduction du speculum est pénible.

Dans certains cas la région de l'apophyse mastoïde est sensible à la pression du doigt ou bien la peau qui la revêt est légèrement tuméfiée et chaude.

C'est dans la forme d'otite purulente où l'inflammation gagne le périoste que ce caractère peut être observé : c'est la forme appelée otite périostique par Duplay et otite générale suraiguë par Gellé.

Cette tuméfaction périostique est surtout appréciable dans le fond du conduit auditif rétréci par le gonflement des parois antérieure et postérieure, plus rarement des parois supérieure et inférieure de ce canal.

Les bosselures arrondies qui en résultent sont sensibles et même douloureuses au contact du stylet.

Cette atrésie gêne considérablement l'exploration en masquant une partie de la surface tympanale qui apparaît d'un blanc grisâtre par desquamation de sa couche épidermique infiltrée.

Si, avec un stylet armé d'une boulette d'ouate on enlève cette couche, le tympan apparaît d'un rouge vif, avec ou sans ecchymoses ; le manche du marteau a disparu, et c'est à peine si l'apophyse externe est visible quand l'affection dure depuis plusieurs jours.

M. Gellé signale l'engorgement douloureux du cordon vasculaire du cou qui se
présente sous la forme d'un engorgement
plein, dur, chaud, saillant même et très
douloureux à la moindre pression, siégeant
en arrière de l'angle de la mâchoire. Dans
certains cas, cet « engorgement, limité tout
d'abord à la partie supérieure du cou, peut
s'étendre à plus de la moitié de sa hauteur ».

Il ne faudrait pas confondre cet engorgement vasculaire avec celui qui accompagne
les inflammations violentes de l'amygdale
ou du pharynx qui siège aussi dans le creux
rétro-maxillaire et qui est très douloureux à
la pression du doigt.

Les symptômes généraux et surtout la
douleur présentent des variations individuelles considérables ; très prononcée chez
les uns, chez d'autres la suppuration apparaît spontanément sans avoir été précédée
de symptômes de réaction notable ; si les
tuberculeux avancés, les cachectiques ont
de l'otite suppurée fréquemment indolore,
il est aussi des individus vigoureux qui
jouissent de ce précieux avantage de ne pas
souffrir.

Quoi qu'il en soit, le plus souvent les

douleurs sont intenses et ne diminuent ou disparaissent que lorsque la collection purulente s'est fait jour à travers le tympan. Cette issue survient du deuxième au douzième ou quinzième jour après le début apparent de l'affection.

Le premier liquide qui sort n'est souvent que séreux ou séro-sanguinolent et ce n'est qu'après vingt-quatre ou quarante-huit heures que le pus blanc, crémeux apparaît, en quantité souvent considérable.

La perforation spontanée du tympan se fait soit dans son segment inférieur, soit en arrière du manche par une saillie conique perforée à son centre.

Dès que le liquide exsudé trouve une issue en dehors, il survient une détente rapide de tous les symptômes.

La perforation ainsi produite a peu de tendance à la cicatrisation rapide ; il est rare qu'elle se ferme tant que la caisse sécrète du pus ; elle a plutôt de la tendance à s'agrandir par mortification progressive de ses bords, surtout dans les otites tuberculeuses et scarlatineuses.

L'inflammation périostique peut avoir pour conséquence la dénudation de l'os sur une

certaine étendue et une nécrose en surface
qui peut siéger soit dans la caisse, soit sur
l'une des parois du conduit auditif. Chez un
de nos malades, étudiant en médecine atteint
d'otite suppurée guérie en dix jours, il survint une dénudation de la paroi postérieure
du conduit auditif de 4 à 5 millimètres
d'étendue ; chez d'autres c'est la paroi inférieure qui est mise à nu, sur une grande
surface.

Ce n'est là qu'une des moindres complications qui peuvent accompagner l'otite
moyenne purulente, car il faut citer la phlébite et thrombose des sinus, l'abcès méningé
ou cérébral, la mastoïdite suppurée, l'ostéite
du tegmen tympani ou des osselets, la paralysie faciale, etc., qui sont bien plus graves.

Il est difficile d'assigner la durée de l'otite
purulente dont la guérison est subordonnée
à une multitude de conditions tenant au tempérament, à l'âge, aux diathèses, au genre de
vie du sujet.

L'otite purulente peut se terminer :

1º Par la guérison et restitution de l'audition ;

2º Par la guérison mais avec des altérations persistantes de la caisse ; adhérences,

brides, raideur des articulations, enchaton-
nement de l'étrier, épaississement ou atrophie du tympan qui reste enfoncé, adhérent,
altérations du labyrinthe, etc., lésions qui
diminuent dans des proportions plus ou
moins grandes l'acuité auditive ;

3° Par le passage à l'état chronique accompagné des mêmes lésions que les précédentes et de plus avec possibilité de complications telles que : carie et élimination des
osselets, carie et nécrose des parois de la
caisse, extension à l'apophyse mastoïde ,
perforation ou destruction du tympan, paralysie faciale, etc. ;

4° Par la mort due : à la méningite, abcès
du cerveau, phlébite des sinus, pyohémie,
ulcération de la carotide ou des sinus latéral
pétreux, etc. ; affections qui surviennent généralement dans le cours de l'otite suppurée
chronique, mais qui peuvent aussi s'observer
dans la forme aiguë.

Traitement. — Le traitement doit viser :
1° à calmer les douleurs du début ; 2° à arrêter
la suppuration ; 3° à empêcher les altérations
graves de l'oreille moyenne.

Après avoir indiqué le traitement en

général , nous indiquerons la technique suivie par certains auteurs.

Les douleurs seront traitées par les moyens indiqués à l'otite moyenne catarrhale aiguë. Hartmann fait appliquer des compresses froides ou un sac de glace au-dessous de l'oreille pendant que l'on verse dans le conduit de l'eau chaude simple ou additionnée de quelques gouttes de teinture d'opium ou de l'huile. Si le froid n'est pas supporté on se borne à appliquer une couche d'ouate sur l'oreille.

Les instillations de glycérine phéniquée au 1/10° ou au 1/20° additionnée de 50 centigrammes à 1 gramme de chlorhydrate de cocaïne pour 20 grammes de solution rendent aussi de grands services.

A l'intérieur sulfate de quinine, salicylate de soude, laxatif ou purgatif suivant l'état des voies digestives.

Pour permettre au malade de dormir, si les douleurs l'en empêchent, on peut donner l'hydrate de chloral sous forme de sirop ou de lavement, ou bien encore du sirop de morphine ; il peut se faire que l'antipyrine prise par paquets de 50 centigrammes toutes les demi-heures jusqu'à concurrence de 3 à

4 grammes au plus, rende le chloral et la morphine inutiles.

Quand le tympan est repoussé en dehors par l'exsudat, ce qui est annoncé par une voussure siégeant dans la moitié inférieure de la membrane, si les douleurs persistent il faut recourir à la paracentèse pour donner issue à l'épanchement ; on épargnera ainsi au malade plusieurs jours de souffrance, qu'il aurait encore à endurer si on attendait la perforation spontanée.

La paracentèse sera suivie d'une douche d'air ou encore mieux de l'aspiration pour évacuer complètement la caisse.

Pour combattre la suppuration, après l'injection avec une solution tiède d'acide borique à 3 p. 100 ou d'acide phénique à 1 p. 100 ou de sublimé 1/2000 ou de résorcine 1 à 2 p. 100, on fera des instillations tièdes de solutions variées ; il faut avoir soin, après avoir versé les gouttes dans le conduit, de presser sur le tragus à plusieurs reprises pour obliger le liquide à franchir la perforation et baigner la caisse ; quelquefois même, sous l'influence de ces pressions, le liquide parcourt la trompe et tombe dans le pharynx, ce qui est un avantage, car on est assuré que toute la muqueuse de l'oreille est baignée par la solution antiseptique ou astringente.

La troisième indication, empêcher la formation d'adhérences, raideurs, etc., est remplie par les douches d'air, faites tous les jours après l'arrêt de la suppuration.

Les solutions employées en gouttes sont nombreuses : glycérine phéniquée à un titre variant de $1/10^e$ à $1/50^e$ avec ou sans addition de chlorhydrate de cocaïne, glycérine boriquée au $1/10^e$; solution de tétraborate de soude de Jœnicke, solution de sulfate de zinc $1/100^e$ ou au $1/200^e$ de sous-acétate de plomb au même titre.

Bezold recommande après nettoyage et dessèchement du conduit avec l'ouate, de faire une insufflation de poudre d'acide borique que l'on renouvelle le lendemain après nouveau nettoyage, si la sécrétion a traversé la couche de poudre ; dans le cas contraire, on ne pratique une injection pour enlever la poudre qu'au bout de plusieurs jours.

Certains auristes se bornent à une désinfection rigoureuse du conduit que l'on ferme avec de l'ouate ou de la gaze antiseptique : ce traitement par le pansement sec doit être renouvelé tous les jours, quand la suppuration est assez abondante et ne peut être bien fait que par le médecin, ce qui est un inconvénient.

On peut encore appliquer contre la perforation une boulette d'ouate imbibée de naphtol camphré ou de salol camphré qu'on laisse en place quarante-huit heures si la suppuration est très modérée.

Si la perforation se fait au bout d'une saillie conique du tympan, en cul de poule, deux ou trois attouchements avec le perchlorure de fer suffisent ordinairement pour réprimer la saillie et fermer la perforation.

Le tympan présente parfois une ampoule ou sac plein de pus dont le siège habituel est le quadrant postéro-supérieur ; il faut non seulement inciser cette ampoule mais encore pratiquer la paracentèse au lieu d'élection s'il n'y a pas déjà de perforation.

Delstanche conseille dans l'otite purulente les injections par la trompe, de vaseline liquide pure ou iodoformée ; on peut dans certains cas éviter la paracentèse en pratiquant ces injections assez fréquemment ; même après la perforation, elles sont utiles pour désinfecter la caisse et empêcher la rétraction des brides conjonctives.

On veillera avec soin à l'hygiène du malade, à l'état général et aussi aux affections du rhino-pharynx qui sont la cause principale de ces otites et qui, dans tous les cas, l'entretiennent.

En résumé, en présence d'une otite moyenne aiguë suppurée récente, on prescrira des injections avec une des solutions antiseptiques précitées au nombre de deux trois ou quatre par jour suivant l'abondance de la suppuration ; après l'injection on sèche le conduit auditif avec une boulette d'ouate hydrophile et on fait pratiquer une instillation de X à XV gouttes de glycérine phéniquée au 1/20e ou au 1/30e suivant les cas, ou de glycérine boriquée au 1/10e ou d'alcool boriqué si la muqueuse est épaissie, bourgeonnante.

Si, après une ou deux semaines de traitement, il n'y a pas de diminution de l'écoulement et si les pansements ont été bien faits, ce qui est assez rare, on changera la formule des instillations ; on pourra recourir au salol camphré ou au phénosalyl au 1/50e ou au naphtol en solution à 2 ou 3 p. 100.

Si, malgré un traitement méthodique l'otorrhée ne diminue pas, c'est qu'elle est entretenue par une cause locale ou générale. Comme causes locales nous citerons : une perforation du tympan trop étroite, des granulations ou polypes de la caisse, la carie des osselets ou de la paroi, etc., la rhinite chronique, les végétations adénoïdes, l'hypertrophie des amygdales ; les causes générales sont : la scrofule, la tuberculose et la syphilis héréditaire.

Il est une forme d'otite moyenne suppurée qui présente des caractères particuliers et qui peut expliquer les échecs du traitement si on ne l'a pas diagnostiquée : c'est l'otite qui est localisée *dans la partie supérieure de la caisse :* l'attique ou coupole ou logette des osselets.

Cette forme d'otite peut coexister avec l'inflammation du reste de la caisse ou exister seule.

Dans ce dernier cas, la membrane du tympan peut présenter un aspect presque normal, mais au-dessus de la courte apophyse du marteau existe une perforation de la membrane de Schrapnell plus ou moins grande, fermée par un polype ou par une goutte de pus. Le stylet introduit dans la perforation tombe dans une petite cavité, la poche de Prussak, limitée en dedans par les têtes du marteau et de l'enclume.

L'insufflation d'air par la trompe ne révèle pas le souffle de perforation parce que cette cavité est souvent isolée du reste de la caisse.

Ni les injections, ni les instillations par le conduit ne pénètrent dans la poche purulente ; aussi l'otorrhée a-t-elle des tendances à durer longtemps et à se compliquer de carie des osselets ou de la marge tympanique ou de mastoïdite.

En présence d'un cas d'otite moyenne supérieure, non compliquée de carie, il suffira de faire des injections avec une fine sonde introduite dans la perforation ou même, s'il y a peu de pus, d'enlever la sécrétion avec une boulette d'ouate, puis d'appliquer un petit tampon d'ouate imbibée de salol camphré ou, comme le conseille Gruber d'ouate iodoformée pour que l'otorrhée cesse rapidement.

Il va sans dire que ce pansement ne peut être appliqué que par le médecin muni d'un bon éclairage.

Si l'otite supérieure est compliquée de carie étendue des parois, une intervention chirurgicale est nécessaire (opération de Stacke) pour arrêter l'écoulement entretenu par la nécrose osseuse.

OTITE MOYENNE SUPPURÉE CHRONIQUE

Les causes qui font passer l'otite moyenne suppurée aiguë à l'état chronique dépendent soit de l'individu, soit des circonstances extérieures connues ; le défaut de pansement ou un traitement insuffisant, de mauvaises conditions hygiéniques relatives à l'habitation, aux ingesta, aux fatigues professionnelles, etc.

Les causes individuelles sont ou générales ou locales ; dans les premières il faut ranger les maladies générales : tuberculose, scrofule, cachexie, albuminurie, les fièvres éruptives, surtout la scarlatine et quelquefois la rougeole, qui peuvent amener de profondes altérations de l'oreille moyenne.

Les causes locales directes comprennent : les granulations, polypes de la caisse, les caries ou nécroses des osselets ou des parois voisines, la localisation à certains points de la caisse comme l'attique, etc. ; dans les

causes locales indirectes nous rangeons les
rhino-pharyngites, les végétations adénoïdes
surtout, dont l'influence sur l'otorrhée est
indéniable.

En pratique, plusieurs ordres de causes
concourent au même but et chez un malade
on constate souvent à la fois le défaut de
traitement, un mauvais état général et la
présence de végétations adénoïdes ou d'une
carie.

La connaissance insuffisante de cette pathogénie explique l'insuccès du traitement
et la difficulté que l'on rencontre à guérir
un malade qui porte des lésions multiples.

Les symptômes subjectifs de l'otite suppurée chronique se bornent le plus souvent
en un écoulement de pus épais, jaune ou
verdâtre, quelquefois un peu muqueux, sanguinolent par intervalles s'il existe des
polypes ou granulations ; l'otorrhée peut
s'arrêter momentanément et reparaître après
quelques semaines ou quelques mois ou bien
l'écoulement continue pendant des années
entières sans interruption mais avec quelques
variations dans la quantité de liquide
sécrété : certains malades présentent de la
parésie ou de la paralysie faciale.

L'otorrhée est le plus souvent indolente ; les douleurs n'apparaissent que lorsqu'il y a complication de : mastoïdite, carie du toit de la caisse avec pachyméningite ou abcès du cerveau, rétention de pus dans la cavité de l'oreille moyenne, phlébite des sinus, etc.

Les bourdonnements et la surdité sont très variables comme forme, intensité et dépendent de la multiplicité des lésions qui atteignent la caisse de l'oreille.

Les signes objectifs sont si variés que l'on peut dire qu'il n'est pas deux cas absolument identiques.

Du côté du tympan on peut rencontrer une ou plusieurs petites perforations ou une grande à siège variable ; le tympan peut être détruit dans presque toute son étendue, sa périphérie et la membrane de Schrapnell étant les seuls vestiges qui restent ; on peut observer de l'épaississement ou des points atrophiques libres ou enfoncés et retenus par des adhérences ; la membrane peut être presque intacte, la perforation siégeant dans la membrane de Schrapnell en arrière de l'apophyse externe.

Les lésions de la caisse et son contenu peuvent consister en : carie ou nécrose d'un ou de plusieurs osselets, en leur élimination totale ou partielle ; en immobilisation ou position anormale produite par des brides, des replis muqueux épaissis, en dépôts de pus concret dans plusieurs points de la caisse et particulièrement dans l'attique, en carie des parois de la cavité (toit du tympan, anneau et marge tympanique, paroi du canal carotidien, apophyse mastoïde, labyrinthe, paroi osseuse du conduit auditif, etc.), en productions charnues (granulations, polypes).

Cette simple énumération montre la multiplicité des altérations que l'on peut observer dans l'oreille atteinte de suppuration chronique ; elles n'existent pas toutes sur le même sujet, bien entendu, mais il y en a toujours plusieurs à la fois qui se combinent à des degrés différents.

Aussi, le praticien ne doit-il pas se borner à la constatation pure et simple d'un écoulement purulent de l'oreille moyenne, ce qui serait insuffisant pour établir un traitement rationnel, mais encore doit faire une analyse minutieuse des altérations observées dans la caisse ou les régions voisines, qui lui permettra d'assigner à chacune de ces lésions son rôle dans la persistance de l'écoulement ; l'étude des affections générales de son malade : tuberculose, syphilis héréditaire, etc., complétera le diagnostic.

Traitement. — Le traitement de l'otorrhée chronique ne doit pas consister dans une prescription banale de solutions qui souvent n'atteignent pas le but, mais doit être institué avec méthode et être basé sur la nature des lésions locales auriculaires et pharyngées et sur l'état général du sujet (tuberculose, syphilis héréditaire, scrofule).

Les lésions de la caisse qui entretiennent habituellement la suppuration sont : les polypes ou granulations, la carie des osselets ou des parois de la caisse et la stagnation du pus, véritable magma infectieux qui rallume de temps à autre l'inflammation prête à s'éteindre.

Le traitement des granulations ou polypes de la caisse, si fréquents dans l'otorrhée chronique, sera indiqué à l'article *Polype;* nous n'y reviendrons pas.

Le désinfection de la caisse nécessite quelquefois l'intervention du médecin, quand les injections ordinaires ne suffisent pas à

chasser le pus ou les masses cholestéatomateuses. On a recours soit au lavage de la
caisse par la trompe d'Eustache, soit aux
injections avec la canule d'Hartmann dont
le bec est dirigé vers la masse à désagréger,
soit au nettoyage avec des boulettes d'ouate
quand le pus est liquide et non enkysté, soit
à des opérations pour donner une issue
facile au pus, etc.

La carie des osselets est justiciable d'une
opération, quand elle est la cause unique de
la persistance de l'otorrhée ; s'il y a d'autres
lésions carieuses concomitantes, le résultat
est incomplet ; nous étudierons plus tard
le genre d'intervention à adopter.

Les liquides que l'on emploie en injections
ou bains ou instillations, dans le traitement
de l'otorrhée chronique, sont très nombreux
et les formules sont en nombre considérable ; aussi n'avons-nous pas la prétention
de les signaler toutes.

Le liquide le plus employé pour les injections est l'acide borique en solution dans
l'eau, à raison de 1 cuillerée à café pour un
grand verre d'eau bouillante que l'on laisse
tiédir avant de l'employer. Dans certains
cas où le pus est fétide, on peut employer

l'acide phénique à 1/50° ou au 1/200°, le permanganate de potasse au 1/1000°, l'acide salicylique au 1/300°, la résorcine à 1 ou 2 p. 100. Quand la sécrétion est très abondante, blennorrhoïque, Politzer emploie l'huile de térébenthine à la dose de quatre à cinq gouttes dans 1/5° de litre d'eau pour faire les injections. La créoline, le naphtol, le formol à 1/4000°, le phénosalyl, etc., peuvent aussi être employés en solutions faibles pour les grands lavages.

Si les injections faites par le malade ne suffisent pas à nettoyer l'oreille moyenne, cela peut tenir à l'atrésie inflammatoire du conduit auditif, ou à la consistance des masses de pus desséché, ou au siège de ces masses.

On peut toujours arriver à faire pénétrer le liquide avec une certaine force en se servant d'une canule en gomme souple de 2 à 3 millimètres de diamètre que l'on adapte à la seringue ; si même cette sonde ne pouvait franchir facilement le conduit auditif rétréci par le gonflement, nous conseillons de placer un tube à drainage à paroi épaisse dans le conduit auditif et de le laisser à demeure pendant quelques jours ; il a pour effet de dilater le conduit et sert en même temps à pratiquer les injections.

Si le pus est consistant, épais, on peut le fluidifier en faisant des injections avec une solution de bicarbonate ou de sulfate de soude au 1/100ᵉ ou des instillations de carbonate de soude au 1/20ᵉ.

Il est des cas où, avec un conduit auditif large, une perforation du tympan étendue, on voit persister, malgré les injections, des masses blanchâtres formées par le pus ; leur siège de prédilection est la partie supérieure de la caisse, derrière la membrane de Schrapnell.

On arrivera à les détacher avec un stylet fin, coudé à 1 ou 2 millimètres de son extrémité mousse, en l'engageant doucement dans le magma et en lui imprimant des mouvements de rotation. Cette manœuvre doit être faite avec précaution, surtout si le marteau et l'enclume sont en place, car le moindre déplacement de la tête du malade pourrait entraîner des lésions de ces osselets ; il faut aujouter que le plus souvent, en pareil cas, ils ont été éliminés par la suppuration.

On peut compléter l'opération en faisant le lavage avec la sonde d'Hartmann qui entraîne les particules désagrégées par le stylet.

Quand la caisse est complètement débarrassée de la sécrétion pathologique, on peut faire agir les médicaments modificateurs pour arrêter la sécrétion. Les formules d'instillation sont nombreuses : glycérine boriquée au $1/10^e$, phéniquée au $1/20^e$, solution de phénosalyl au $1/100^e$, d'acide salicylique dans l'alcool à 2 p. 100, de permanganate de potasse à 0,10 ou 0,50 pour 25 grammes d'eau (Howe), de teinture d'iode $1/15^e$ (Valerio), de nitrate d'argent à 1 p. 10 ou 15 d'eau distillée (Schwartze), de sulfate de zinc au $1/100^e$, au sous-acétate de plomb au $1/100^e$, etc.

Un inconvénient sérieux résulte de l'emploi de ces dernières solutions métalliques, c'est qu'elles forment avec le pus des grumeaux plus ou moins volumineux qui adhèrent aux parois et qu'il faut plus tard détacher pour en éviter l'accumulation. Si la perforation du tympan est petite, les grumeaux sont difficiles à enlever ; aussi vaut-il mieux réserver l'emploi de ces solutions aux cas où le tympan est largement détruit.

Bezold recommande l'acide borique en

poudre dont on insuffle une pincée dans le fond du conduit.

Il y a eu des accidents de rétention de pus par l'usage de l'acide borique en poudre ; la couche de poudre était trop épaisse et formait une barrière que le pus ne pouvait franchir ; de plus, laissée trop longtemps en place, la poudre s'agglomérait et formait une masse très dure qui devenait irritante. Malgré ces inconvénients qui tiennent surtout à un mauvais emploi du médicament, l'acide borique donne de bons résultats quand la perforation est grande, la muqueuse peu tuméfiée et la sécrétion peu abondante

Si la muqueuse est bourgeonnante, après l'ablation de polypes, destruction de grosses granulations, il faut la toucher avec du per-chlorure de fer, et employer les bains d'alcool rectifié pur ou boriqué. Les bains d'oreille doivent être renouvelés deux ou trois fois par jour pendant quinze à trente minutes à chaque séance, et continués jusqu'à ce que la muqueuse soit réduite de volume ; cette méthode de traitement, indiquée par Politzer, n'agit que lentement et doit être continuée pendant des semaines ou des mois, dans certains cas rebelles.

Le traitement sec consiste, après nettoyage de la caisse, à placer un tampon d'ouate aseptique sec ou saupoudré d'iodoforme ou imbibé d'une solution de salol ou de napthol camphré, etc. Le médecin pouvant seul pratiquer ce pansement, ce procédé ne peut être généralisé.

Dans les cas de perforation de la membrane de Schrapnell, Gruber, après désinfection du foyer et ablation des polypes, granulations, introduit, à travers la perforation, une boulette d'ouate iodoformée, retenue par un fil qui sert à la retirer quand elle est souillée par le pus. On change la boulette tous les jours, puis moins souvent, à mesure que la suppuration se tarit.

Lorsque le pus est épais, consistant, et forme un magma, Mackenzie-Johnston fait une instillation de quinze gouttes de la solution suivante : papaïne 5, eau 100 grammes, qu'il laisse séjourner une heure. Cette solution désagrège le pus et permet aux injections de le chasser plus facilement. (*Edinburgh med. Journ.*, 1890.)

Würkner fait faire des injections avec une solution de sublimé au 1/1000ᵉ quand la suppuration est fétide ; au bout de trois ou quatre jours la féditité ayant disparu on peut recourir à des solutions plus étendues.

Pentkowski a recours au traitement suivant : après lavage avec une solution de sulfate de soude à 5 p. 100, il en pratique un second avec la solution suivante :

Essence de menthe poivrée.	25 centigrammes.
Alcool absolu.	5 grammes.
Eau distillée	500 —

Le conduit auditif est séché, puis tamponné avec de l'ouate menthée, préparée en plongeant de l'ouate antiseptique dans une solution à 0,50 p. 100 d'essence de menthe poivrée dans l'éther sulfurique. Après dix ou quinze pansements la suppuration est considérablement diminuée ou cesse complètement. Dans ce dernier cas, on insuffle de la poudre d'acide borique contenant 1 p. 100 d'essence de menthe tous les trois jours puis une fois par semaine.

Comme désinfectant et désodorant Tcheltzow recommande la formule suivante :

Styrone liquide.	1 gr. 25
Alcool	30 grammes.

dont on verse 1 cuillerée à café ou à dessert

dans un verre d'eau pour faire les injections dans l'oreille.

Cette solution qui n'est pas irritante aurait donné à l'auteur des résultats très favorables.

Dans les cas d'otorrhée chronique où la muqueuse est bourgeonnante, Katz instille six à huit gouttes d'une solution à 3 p. 100 d'acide chromique qu'il laisse deux minutes; au bout de ce temps l'oreille est lavée à nouveau, séchée et fermée avec une boulette d'ouate aseptique.

Ces instillations sont renouvelées tous les deux jours jusqu'à cessation de la suppuration qui survient parfois après trois ou quatre pansements.

Si la solution traverse la trompe et tombe dans le pharynx, on fait gargariser le malade pour empêcher l'action du caustique sur cet organe; cette raison fait que chez les enfants son emploi doit être réservé.

Burckner fait des lavages avec une solution de trichlorure d'iode à 0^{gr},20 p. 200 et en a obtenu de bons résultats dans les perforations de la partie supérieure du tympan et dans les cas de carie de l'oreille moyenne avec large perforation de la membrane.

Le naphtol B en solution alcoolique (1 à 3 p. 100), employée en instillations, donne aussi de bons résultats dans l'otite suppurée chronique.

Si à ce traitement topique on ajoute un traitement de la muqueuse du rhino-pharynx qui est souvent malade et si on modifie l'état général diathésique (scrofule, syphilis héréditaire, etc.), on obtiendra plus ou moins rapidement la guérison de l'otorrhée chronique, à moins qu'il n'existe des parties cariées qui entretiennent la suppuration et qu'il faut enlever pour obtenir une guérison durable ; l'intervention chirurgicale est nécessaire quand la carie est étendue à des régions accessibles et pouvant être enlevées sans dangers.

Nous ne passerons pas en revue toutes les opérations pratiquées dans le traitement de l'otorrhée chronique ; cela nous entraînerait trop loin ; quelques notions sur les opérations les plus fréquentes suffiront à indiquer la marche à suivre.

On peut se proposer d'enlever les osselets cariés ou la marge tympanique ou les deux ensemble.

ABLATION DES OSSELETS. — Il y a indication d'enlever les osselets lorsqu'ils sont cariés et que la suppuration est entretenue par le fait seul de leur altération, lorsque des masses cholestéatomateuses sont accumulées dans l'attique et y sont retenues par les osselets déviés, immobilisés par des adhérences, des brides.

L'opération étant douloureuse et réclamant l'immobilité complète de la tête, il faut recourir à l'anesthésie générale, l'anesthésie locale ne suffisant pas dans la plupart des cas à empêcher la douleur.

On incise le tympan dans sa périphérie, puis en avant et en arrière du manche de façon à découvrir complètement la caisse ; on sectionne l'articulation incudo-stapédiale, puis le tendon du muscle interne du marteau.

Le marteau et l'enclume ne tiennent plus alors aux parois que par leurs ligaments, qui sont le plus souvent ramollis, friables et se rompent par la traction.

Pour enlever les deux osselets, Sexton commence par l'enclume parce qu'après l'ablation du marteau, l'enclume se déplace et n'est pas toujours retrouvée facilement ;

Schwartze et Deuch commencent par enlever le marteau, puis l'enclume. Pour saisir ces osselets, on se sert d'une pince ou du crochet de Kretschmann ou simplement d'un serre-nœud dont l'anse est passée dans les apophyses saillantes; quelques mouvements de torsion combinée avec la traction suffisent à rompre leurs adhérences ligamenteuses.

On procède alors à un nettoyage complet de la cavité et au curettage s'il est besoin, puis on panse à la gaze iodoformée.

Delstanche, pour enlever le marteau se sert d'un petit anneau oblong fixé à une tige coudée, anneau qui est tranchant sur son bord supérieur.

Après l'incision du tympan, il engage l'anneau tranchant dans le manche du marteau et l'élève peu à peu de façon à sectionner le tendon du tenseur; il imprime alors à l'osselet des mouvements de latéralité et de dedans en dehors qui ont pour effet de dégager le marteau de ses connexions articulaires. L'anneau est poussé le plus haut possible ; de nouveaux mouvements de latéralité et les tractions vers l'extérieur ne tardent pas à libérer complètement le marteau qui est alors entraîné au dehors.

L'anneau de Delstanche remplace à la fois le ténotome et l'anse ou la pince qui sert à retirer l'osselet

OPÉRATION DE STACKE. — Lorsque la suppuration est entretenue non seulement par la carie des osselets, mais encore par la carie de la paroi externe de l'attique et notamment de son bord inférieur ou marge tympanique, l'opération doit avoir pour but d'enlever toutes les parties nécrosées.

L'opération proposée par Stacke en 1890 atteint ce but d'une façon complète ; en voici la description : on pratique une incision partant de la pointe de l'apophyse zygomatique, remontant derrière le pavillon, puis prolongée horizontalement en avant jusqu'à la hauteur de l'articulation temporo-maxillaire.

L'incision des parties molles jusqu'au périoste étant faite, on pince ou on lie les vaisseaux, puis on détache le périoste en avant et en bas de manière à converger vers le conduit auditif externe, qui est ainsi dégagé dans la moitié postéro-supérieure de sa circonférence. On le sectionne obliquement de dehors en dedans et d'arrière en avant ; le pavillon ne tenant plus au conduit osseux peut être récliné en avant avec un écarteur ; on a ainsi sous les yeux la portion osseuse du conduit auditif. Le tympan n'est plus qu'à une distance d'environ 15 millimètres chez l'adulte de l'entrée du conduit, il est facile de procéder, s'il y a lieu, à l'ablation des osselets cariés. Avec le ciseau on enlève la paroi externe de l'attique et le bord postérieur du cadre tympanique, de façon que la sonde coudée passe du toit de la caisse sur la paroi supérieure du conduit sans éprouver de ressaut notable. La caisse se continue avec le conduit auditif suivant un plan régulièrement incliné, et forme ainsi un entonnoir accessible à l'exploration.

Si on trouve des granulations, des cholestéatomes, des points de carie, on curette les parties malades en usant d'une très grande prudence au niveau du toit de la caisse qui est quelquefois très mince et du promontoire dont l'ouverture pourrait être suivie de graves complications.

Le pavillon est alors remis en place et l'incision suturée ; dans le conduit, on met un gros drain pour que les parties molles soient bien appliquées contre l'os et que la cicatrisation soit régulière et n'entraîne pas de rétrécissement consécutif du conduit ; pansement iodoformé.

Pour garantir la paroi interne de la caisse contre les échappées du ciseau qui entame la marge tympanique, Stacke introduit dans le haut de la caisse un protecteur formé d'une tige métallique coudée à son extrémité.

Si dans le cours de l'opération, après avoir enlevé le bord postérieur saillant du cadre tympanique, il reconnaît une lésion de l'*aditus ad antrum*, il procède immédiatement à l'ouverture de l'apophyse et enlève la paroi postérieure du conduit jusqu'à l'antrum (opération proposée aussi par Kuster).

Lorsque le conduit auditif est spacieux, que la carie est limitée aux osselets et au bord de la marge tympanique, on peut faire l'exérèse des parties malades sans recourir au décollement du pavillon.

Opération de Kuster. — Lorsque les précédentes opérations se sont montrées insuffisantes ou lorsque l'on juge qu'elles ne suffiront pas à nettoyer complètement la caisse, on peut s'ouvrir une large voie dans la cavité de l'oreille moyenne en ayant recours au procédé que Kuster a décrit en 1889.

On circonscrit le pavillon par une incision des parties molles pénétrant jusqu'au périoste. On décolle celui-ci en avant jusqu'au conduit auditif cartilagineux qui est détaché de la portion osseuse ; le pavillon est alors tiré en bas et en avant pour permettre de découvrir le conduit auditif osseux.

S'il existe des fistules de l'apophyse mastoïde, on les agrandit, sinon on procède à la trépanation jusqu'à l'antre. Un stylet coudé, introduit dans ce nouveau canal, apparaît dans la caisse dont le tympan est ordinairement détruit par la suppuration.

Guidé par ce point de repère, on enlève la paroi postéro-supérieure du conduit dont on ménage près du tympan la moitié inférieure, car à ce niveau le nerf facial est seulement à 3 ou 4 millimètres du bord postérieur du cadre osseux.

Si les osselets sont éliminés, on procède au curettage de l'attique remplie de fongosités, de pus concret, puis on enlève la paroi externe de l'attique avec la gouge ou une pince coupante.

Si les osselets existent encore, on les enlève avant de détruire la marge tympanique pour avoir plus de jour et ne pas s'exposer à les déplacer, ce qui rendrait plus tard leur recherche difficile.

La cavité ainsi creusée dans l'épaisseur de l'apophyse et la caisse sont bourrés avec de la gaze iodoformée, puis le pavillon remis en place est suturé ; dans le conduit, on place un drain assez gros qui sert d'attelle et qui permet aux portions désunies de se réunir sans déplacement.

Certains opérateurs, à l'exemple de Kessel, ont enlevé l'étrier pour améliorer l'audition ; mais les résultats sont encore trop incertains pour que ce mode d'intervention soit entré dans la pratique courante.

OTITE MOYENNE CATARRHALE CHRONIQUE ET OTITE SÈCHE

L'otite moyenne sèche est caractérisée au point de vue anatomique par une altération hypertrophique ou scléreuse de la muqueuse de la caisse et au point de vue clinique par une marche progressive aboutissant à une surdité plus ou moins prononcée et même complète ; dans cette affection, on n'observe pas de sécrétion se faisant jour à l'extérieur, d'où le nom d'otite sèche ou adhésive parce que les osselets sont plus ou moins immobilisés par des adhérences.

On peut distinguer deux formes cliniques : la forme hyperplasique où la muqueuse est hypertrophiée, congestionnée et la forme scléreuse où la muqueuse est mince, sèche et pâle.

Ces deux formes sont loin d'être nettement tranchées, car on trouve de nombreuses variétés intermédiaires où elles se combinent dans des proportions différentes. Il est même très probable que la forme hyperplasique et la forme scléreuse ne représentent que des stades différents de la même affection, la première phase passant inaperçue à cause des symptômes bénins par lesquels elle se traduit souvent.

On rencontre assez fréquemment des malades qui viennent se consulter pour la première fois, cinq, six et même dix ans après le début de l'affection et qui présentent l'otite scléreuse type ; mais dans cet intervalle, l'hypertrophie de la muqueuse a eu le temps d'évoluer vers l'atrophie que l'on constate à l'examen.

La coexistence très fréquente d'une affection chronique de pharynx avec l'otite catarrhale sèche, oblige à admettre qu'il y a là plus qu'une coïncidence, mais un rapport de cause à effet.

Si l'affection auriculaire est observée chez un jeune sujet, on rencontre le plus souvent en même temps soit des végétations adénoïdes, soit une inflammation de la bourse de Luschka, soit une rhino-pharyngite.

Les poussées successives dont la muqueuse de la trompe et de la caisse est le siège, ne tardent pas à produire une altération permanente de ces tissus, altération qui continue à évoluer pour son propre compte même après la guérison de l'affection du pharynx ; c'est probablement par les manifestations sur la muqueuse du rhino-pharynx que l'hérédité agit pour expliquer la transmission de père en fils de l'otite sèche dans un tiers des cas. Si nous signalons cette donnée étiologique c'est pour démontrer l'absolue nécessité de soigner les affections du pharynx supérieur, comme traitement prophylactique d'une forme d'otite grave et rebelle au traitement.

Les symptômes objectifs de l'otite sèche sèche sont parfois très peu marqués.

Dans la forme hyperplasique la membrane de Schrapnell est injectée, rosée ; le manche du marteau est lui-même plus ou moins vivement injecté ; plus rarement on observe la vascularisation de la périphérie du tympan et de la portion voisine du conduit auditif. La membrane a perdu sa couleur gris perle ; elle est un peu plus blanche, moins translucide ; sa mobilité est encore à peu près intacte ; le triangle lumineux est moins nettement limité. Très souvent dans cette forme la trompe d'Eustache est engouée, la douche d'air passe difficilement ; en pareil cas, le tympan est un peu enfoncé, le manche oblique, le pli postérieur saillant.

Dans la forme scléreuse typique, le tympan peut présenter son aspect normal, mais le plus souvent il est d'une couleur blanche dans sa totalité ou par places sous forme de taches, de bandes irrégulières et à contours mal limités ; sa mobilité est moins grande soit à cause des adhérences, soit par les modifications de structure dont il est le siège.

C'est dans cette forme que l'on constate une diminution notable dans la sécrétion cérumineuse, bien que, dans certains cas, elle puisse être assez abondante pour former des bouchons. La muqueuse de la trompe d'Eustache participe au processus scléreux qui envahit l'oreille moyenne ; aussi l'air entre facilement dans la caisse par l'insufflation, dans la plupart des cas.

Entre ces deux formes extrêmes existent des formes intermédiaires où l'on retrouve les symptômes objectifs de l'une et de l'autre ; cela dépend de l'âge du sujet et surtout de l'âge de la maladie. Ce n'est que lorsque l'affection remonte à plusieurs années (cinq, dix, quinze ans) que la sclérose est nettement établie.

L'examen objectif ne suffirait souvent pas à déterminer la gravité de la maladie, si les symptômes subjectifs ne venaient compléter le diagnostic.

Il y a deux symptômes capitaux : les bourdonnements et la surdité.

Les bourdonnements, au début, sont intermittents et de faible intensité ; avec les progrès de la maladie ils augmentent de fréquence, de durée et de violence ; généralement plus marqués le soir, quand le malade se couche, ils peuvent retarder ou empêcher le sommeil par leur intensité, mais c'est l'exception.

La forme que revêtent les bruits subjectifs n'a rien de caractéristique, car chaque malade les dépeint à sa manière ; d'ailleurs ils peuvent varier de nature d'une semaine à l'autre.

Il est des cas, rares à la vérité, où les bourdonnements manquent complètement, la surdité restant le seul symptôme subjectif.

La surdité coexiste généralement avec les bruits subjectifs, mais elle ne suit pas une marche parallèle ; il y a souvent dissociation entre ces deux symptômes.

La surdité n'est pas égale pour tous les sons ; généralement elle est beaucoup plus prononcée pour les sons graves que pour les sons à tonalité élevée ; la voix peut être mal perçue alors que le diapason et l'acoumètre le sont encore ou vice versa.

L'épreuve de Weber est positive si le labyrinthe n'est pas atteint ; celle de Rinne, de Gellé permettent, dans une certaine limite, d'établir le siège des lésions.

En somme, les symptômes subjectifs sont essentiellement variables, parce que le degré, la localisation et l'étendue des lésions diffèrent suivant les individus.

A côté de ces symptômes à peu près constants : surdité et bourdonnements, il en est de contingents qui sont beaucoup plus rares : céphalalgie, torpeur cérébrale, vertiges, douleurs dans l'oreille, etc.

Le diagnostic de l'otite catarrhale chronique ne présente pas de difficultés sérieuses. Quand on constate des altérations de la membrane du tympan : rougeur localisée, sclérose disséminée ou totale, etc.; mais il est des cas où n'existe aucune lésion apparente de cet organe ; la marche des symptômes subjectifs et l'examen fonctionnel permettent alors d'établir le diagnostic.

Le pronostic est toujours grave, car on a affaire à une affection progressive qui aboutit le plus souvent à une surdité presque complète. Cependant, si le traitement par les douches d'air se montre efficace, il y a lieu d'espérer un arrêt ou une régression dans le processus hyperplasique; l'insuccès du traitement, l'augmentation des bruits subjectifs sont au contraire d'un pronostic sévère.

Traitement. — Le traitement de cette affection, à la période curable, est très long et réclame une grande persévérance.

L'objectif de l'intervention doit être, suivant la période de la maladie, de :

1° Diminuer la raideur articulaire ;

2° Combattre l'épaississement et la rétraction de la muqueuse ;

3° Créer une voie aux ondes sonores ;

4° Enlever les obstacles à la transmission des sons ;

5° Traiter les bruits subjectifs.

Le moyen le plus efficace de combattre la raideur des osselets, due soit aux altérations articulaires, soit à l'épaississement des brides ou replis qui les relient à la caisse, est la douche d'air. Dans les cas où la trompe d'Eustache est libre, le procédé de Politzer est le plus commode et suffit dans la plupart des cas. Mais si ce canal est légèrement rétréci, l'action de la douche est bien plus énergique si on emploie le cathétérisme que le procédé de Politzer ; son seul inconvénient, c'est qu'il réclame l'intervention du médecin, le malade ne pouvant que rarement se pratiquer le cathétérisme des trompes d'Eustache.

La douche d'air doit être faite tous les deux jours pendant une période de six à huit semaines environ ; à cet égard il n'y a pas de limite déterminée, mais on peut poser en règle générale qu'elle peut être continuée tant que le malade bénéficie de son action.

Après une période d'arrêt de traitement, qui varie suivant les cas, il faut reprendre les douches d'air pendant une période de même durée que la première fois.

Dans certaines conditions il peut être utile de recourir à une pression plus énergique que celle que donne le ballon de caoutchouc ; on se sert alors de pompes de compression dont on peut régler la tension de l'air en consultant le manomètre dont est muni l'appareil.

La pompe doit être maniée avec prudence, car une trop forte pression peut déterminer des symptômes vertigineux et augmenter les bourdonnements.

On peut encore mobiliser le tympan et le manche du marteau en faisant la raréfaction de l'air du conduit auditif, soit avec le raréfacteur de Delstanche, soit, à défaut de cet appareil, avec le ballon de caoutchouc dont est muni le spéculum de Siegle.

Avec ce dernier instrument, il est facile de réaliser le massage du tympan en faisant alterner rapidement la compression et la raréfaction de l'air en pressant par coups successifs le ballon de caoutchouc.

On peut aussi agir directement sur le marteau en poussant, avec un stylet fin armé d'ouate ou le tampon élastique de Lucæ, l'apophyse externe ou le manche lui-même.

Nous nous servons avec avantage d'une tige métallique qui pince une petite anse de caoutchouc : la pression avec cet instrument a pour effet d'aplatir l'anse élastique qui reprend sa forme dès que la pression cesse ; nous préférons cet instrument très simple au tampon de Lucæ qui est plus volumineux.

La seconde indication : modifier la muqueuse de l'oreille moyenne, est remplie par la projection dans cette cavité de vapeurs ou l'injection de solutions variées.

Pendant longtemps on a employé le chlorhydrate d'ammoniaque à l'état naissant, dont les vapeurs étaient poussées dans la caisse par une douche d'air ; aujourd'hui ce moyen est généralement délaissé, en raison du peu de succès qu'il donne. On a essayé de la même façon les vapeurs d'eau, d'essence de térébenthine, d'iode, d'acide acétique, etc., les gaz hydrogène et acide carbonique sans beaucoup plus de succès.

On cherche, en pratiquant ces insufflations de gaz ou de vapeurs, à déterminer une poussée congestive du côté de la muqueuse pour en diminuer la consistance, la rigidité, et favoriser par conséquent la mobilité des osselets.

Ces agents médicamenteux ne pénètrent pas toujours dans la caisse du tympan, une partie se condensant soit dans le cathéter, soit dans la trompe ; il est donc difficile d'apprécier la dose active qui arrive dans l'oreille moyenne.

Il n'en est pas de même des solutions que l'on peut introduire directement dans la caisse avec la fine sonde de Weber Liel, on les y envoie avec une douche d'air après en avoir versé quelques gouttes dans le cathéter.

Les médicaments employés de cette façon sont nombreux, chaque auriste ayant sa formule de prédilection.

Trœltsch s'est bien trouvé des médicaments suivants, aux doses indiquées ci-après, dissoutes dans 30 grammes d'eau : sulfate de zinc 0,05 à 0,50, chlorhydrate d'ammoniaque purifié 50 centigrammes à 2 grammes, liqueur de potasse caustique 4 à 40 gouttes, iodure de potassium (0,05 à 0,50 d'iode et 1 gramme d'iodure pour 30 grammes d'eau).

Il s'est aussi servi, comme véhicule, de glycérine pure ou mélangée de moitié eau.

Les solutions de carbonate de soude, d'acétate d'alumine, de carbonate de lithine, de sublimé, d'acide acétique lui ont aussi donné de bons résultats, mais augmentent habituellement la sécrétion de la trompe.

Politzer emploie de préférence la solution suivante : bicarbonate de soude 0,50, eau distillée 10, glycérine pure 2 grammes ; Hartmann, une solution de sulfate de zinc à 0,50 ou 1 gramme pour 100 grammes d'eau ou l'iodure de potassium (2 à 5 gr. p. 100) ; Wreden, une solution d'hydrate de chloral à 1 ou 2 p. 100.

On fait une injection de 6 à 8 gouttes de l'une de ces solutions chauffée à 30 ou 35°.

La réaction qui succède à l'injection dépend de la nature du médicament et aussi du degré d'altération de la muqueuse ; il est des cas où l'otite moyenne aiguë peut en être la suite. Il faut donc tâter la sensibilité de l'organe en employant tout d'abord des solutions peu irritantes et n'arriver aux solutions caustiques que si les précédentes restent sans effet.

Delstanche emploie depuis 1884 la vaseline liquide pure ou iodoformée non seulement dans les otites chroniques, mais encore dans les otites aiguës, et en a retiré d'excellents résultats, que nous ne pouvons que confirmer.

Le liquide n'est point irritant et on peut en injecter plusieurs grammes sans déterminer de symptômes réactionnels.

Dans l'otite sèche avec enfoncement et adhérences du tympan on peut en injecter 3 à 4 grammes dans la caisse de façon à redresser la membrane en rompant ou distendant les adhérences.

Les injections de liquides irritants dans la caisse ne doivent pas être répétées tous les jours, mais seulement tous les deux ou trois jours ou même moins ; il faut attendre pour recommencer que les symptômes de réaction soient apaisés ; dans l'intervalle on pratique la douche d'air.

Si le tympan est épaissi, dur, sclérosé, la trompe d'Eustache très rétrécie, il faut s'attendre à ne retirer aucun avantage des moyens précédents ; on doit alors recourir à une opération qui a pour effet de permettre l'accès de l'air dans la caisse : c'est par la création d'une *ouverture tympanique* que l'on y parviendra. (Voir *Paracentèse.*)

L'incision pure et simple du tympan, se cicatrisant après un ou deux jours, ne convient pas à ce cas ; il est préférable de faire une ouverture avec les caustiques ou le galvano-cautère ou encore d'enlever un lambeau de membrane pour que l'orifice persiste plus longtemps.

Avant de pratiquer la myringeçtomie, il faut s'assurer, par les diverses épreuves, que l'obstacle à la transmission des sons tient au tympan et non à l'ankylose des osselets ou à une altération labyrinthique.

Dans les cas où le tympan est fortement excavé, le marteau très oblique, le pli postérieur est tendu, saillant ; la section de ce pli ou *plicotomie* peut avoir pour effet de donner une certaine laxité au marteau ou au tympan.

La section du pli postérieur se fait à égale

distance de l'apophyse externe et de son extrémité postérieure ; c'est le lieu d'élection ; plus en avant on s'exposerait à ouvrir les vaisseaux qui accompagnent le manche, d'où hémorragie plus abondante.

S'il y a rétraction du tendon du muscle interne du marteau, rétraction qui se traduit par un enfoncement du tympan que les douches d'air ne peuvent redresser d'une façon durable, par une diminution de mobilité de la membrane, il y a indication d'en faire la section ; mais dans bien des cas le bénéfice de l'opération ne dure que quelques semaines à quelques mois.

Quand une étude minutieuse des troubles fonctionnels a démontré que la lésion siège dans la chaîne des osselets et que le labyrinthe est peu ou pas altéré, il y aurait lieu, d'après Kessel, Sexton, d'intervenir chirurgicalement.

Sexton procède à l'ablation des osselets ainsi ankylosés pour permettre aux ondes sonores de frapper directement la fenêtre ovale. Kessel conseille la mobilisation ou l'extraction de l'étrier, immobilisé dans sa niche par des adhérences membraneuses.

Ces opérations sont loin d'avoir toujours

fait bénéficier le malade d'une amélioration ; on ne peut d'ailleurs pas prévoir avant l'opération quel résultat fonctionnel le malade en retirera.

Il vaut mieux attendre pour les juger qu'une expérience plus grande soit faite sur leurs indications précises et leurs résultats éloignés.

Les bourdonnements présentent, chez certains malades, un caractère de violence et de fréquence tel qu'ils constituent un symptôme des plus pénibles. Ils accaparent quelquefois toute l'attention du patient qui se résoudrait volontiers à rester sourd si les bourdonnements cessaient.

Les douches d'air, la raréfaction de l'air du conduit auditif constituent un des meilleurs traitements des bruits subjectifs qui, dans cette affection, tiennent le plus souvent à un excès de pression labyrinthique.

Si ces moyens ne suffisent pas à les diminuer ou les faire cesser, on peut y adjoindre une médication interne ou un traitement spécial.

Comme traitement interne, on peut prescrire le bromure de potassium (2 à 3 gr. par jour), le sulfate de quinine qui réussit très bien dans le vertige de Menière, mais qui dans l'otite sèche a une action douteuse et augmente la surdité (Politzer, Guye).

Woakes prescrit l'acide hydrobromique à la dose de dix à quinze gouttes répétée trois fois par jour ; Wilde l'arnica.

L'iodure de potassium convient surtout au cas où la syphilis peut être incriminée.

Comme traitement externe on emploie les vésicatoires ou les pommades irritantes en frictions derrière l'oreille. Politzer prescrit les solutions suivantes : teinture d'ambre 2 grammes, éther sulfurique 1 gramme, glycérine pure 12 grammes, ou bien : teinture de valériane 2 grammes, éther sulfurique 0,5, glycérine 10 grammes, pour badigeonner le conduit auditif.

OTOMYCOSE

Le conduit auditif externe et la membrane du tympan peuvent présenter une coloration anormale, due à la présence de parasites végétaux, appartenant au genre Aspergillus.

Les espèces rencontrées sont : l'aspergillus nigricans et fumigatus ; beaucoup plus rarement, le tricothecium roseum (Stendener), l'otomyces Hageni (Hagen), l'otomyces purpureus (Wreden), l'ascophora elegans (Troltsch).

A l'examen le conduit auditif et le tympan présentent un aspect velouté dont la couleur varie avec l'espèce de champignon. La présence de l'aspergillus nigricans donne une coloration noire, comme si la paroi avait été saupoudrée de charbon en poudre, l'aspergillus flavescens une couleur jaune, l'aspergillus glaucus une coloration verte, fournie aussi par l'otomyces Hageni ; le trichothecium roseum et l'otomyces purpureus donnent une couleur rosée.

Par le raclage on obtient une parcelle d'épiderme à laquelle se trouvent attachés des champignons dont on peut déterminer l'espèce par l'examen microscopique.

Les symptômes subjectifs consistent en prurit, bourdonnements, surdité légère ; quelquefois il survient des douleurs lancinantes s'irradiant autour de l'oreille et un léger écoulement séreux dans le cas où le conduit auditif est enflammé.

Traitement. — La pénétration du mycélium dans l'épaisseur des couches profondes de l'épiderme explique la ténacité de cette affection.

Le traitement doit viser à enlever le plus possible de la production parasitaire, puis à détruire ce qui reste par l'emploi de certains agents. Pour remplir la première condition, les lavages et injections ne suffisent pas, faut avoir recours au stylet ou à la curett ou à la pince.

Il résulte des recherches de Hassenstein et Küchenmeister que l'alcool rectifié est l'agent qui détruit le plus rapidement ces parasites végétaux.

On peut employer l'alcool pur ou une solution d'acide salicylique dans l'alcool à 2 ou 4 p. 100 (Bezold, Burckhardt, Mérian) ou l'alcool boriqué dont on remplit le conduit auditif après l'avoir fait tiédir dans une cuillere à café.

Le bain d'oreille doit durer dix à quinze minutes et doit être répété deux à trois fois par jour ; au bout d'une semaine, le parasite est détruit mais peut reparaître.

Le traitement doit être continué longtemps pour empêcher la récidive. Politzer

conseille de faire un bain d'oreille une fois
par mois pendant une année entière.

On a encore employé l'insufflation de
poudre d'acide borique qui n'a donné aucun
résultat entre les mains de Walb, Trœltsch.
Schwartze a employé une solution de permanganate de potasse à 1 ou 2 p. 100, Lucæ
une solution glycérinée d'acide phénique
à 3 p. 100, Wreden une solution alcoolique
de tannin à 50 p. 100, Blake Burnett une solution d'hyposulfite de soude à 0,2 pour 30
(Politzer).

De toutes ces médications c'est encore le
traitement à l'alcool qui a donné les résultats
les plus sûrs et les plus prompts.

PARACENTÈSE DU TYMPAN

La perforation du tympan est une des
opérations auxquelles a recours le plus
souvent l'auriste pour donner issue aux
sécrétions accumulées dans la caisse.

Il y a une autre indication : c'est la nécessité d'aérer la caisse, quand le rétrécissement de la trompe est infranchissable, ou de
faire communiquer directement la caisse

avec l'extérieur quand la membrane du tympan est assez épaissie pour que les vibrations aériennes ne l'impressionnent plus.

A côté de ces indications principales il en est d'autres plus rares à la vérité, telles que : incision du tympan flaccide ou des cicatrices adhérentes, etc., qui constituent des interventions exceptionnelles.

La perforation chirurgicale du tympan peut être incomplète ou complète. Dans le premier cas, on ne traverse qu'une couche de cette membrane, comme dans les abcès interstitiels ou lamellaires, les vésicules ou phlyctènes du tympan ; elle est complète quand toutes les tuniques sont traversées pour arriver jusque dans la cavité de l'oreille moyenne où se trouve l'exsudat.

TECHNIQUE DE L'OPÉRATION. — La tête du malade est maintenue fixe par un aide ou, à son défaut, appuyée contre un objet résistant, comme un dossier, un mur, un meuble. Le conduit auditif étant très bien éclairé par réflexion avec le miroir frontal, comme pour examiner le tympan, on introduit dans le conduit auditif la lance à paracentèse ou un petit bistouri à oreille, jusque sur la membrane que l'on traverse, puis on agrandit, s'il est besoin, l'ouverture en poussant l'instrument un peu sur les côtés.

Quand le tympan est scléreux, épaissi, on sent très bien le moment où la pointe de l'instrument vient à son contact; il n'en est pas de même dans les inflammations aiguës, où la membrane est molle, infiltrée, et si on ne suit pas attentivement la pointe de son instrument, on peut le pousser trop ou pas assez.

Si on se sert de la lance, on peut juger, par la portion de la lance qui reste en dehors du tympan, de quelle longueur elle a pénétré dans la caisse ; avec le bistouri ce point de repère manque parce que la lame est d'égale largeur dans toute son étendue, sauf près de la pointe.

La perforation du tympan est assez douloureuse ; il n'est pas rare de voir les malades faire un mouvement de retraite au moment de la section de la membrane ; cela n'a d'autre inconvénient que d'empêcher parfois une opération complète.

Si le malade, au contraire, porte brusquement sa tête du côté de l'opérateur, on

risque de blesser la paroi interne, labyrinthique et peut-être de casser la pointe de
l'instrument ; aussi sera-t-il prudent de
prendre un point d'appui avec la main qui
tient l'instrument sur la joue du patient ; de
cette façon la main est solidaire de la position de la tête et l'instrument ne pénètre pas
plus profondément que le désire l'opérateur
quand même le malade porterait brusquement la tête de son côté ; d'ailleurs on a
beaucoup plus de précision en agissant
ainsi que si on opère à main levée.

La perforation du tympan peut se pratiquer avec des caustiques ou le galvano-cautère.

La paracentèse avec les caustiques se
fait de la façon suivante : on fait fondre à la
chaleur un petit cristal d'acide chromique à
l'extrémité d'une fine sonde mousse et on
porte le stylet ainsi armé sur le point à per-
forer ; on le maintient en place jusqu'à ce
que l'on sente que la résistance est vaincue
ce qui a lieu en une ou deux minutes au
plus.

On enlève l'excès de caustique par un
lavage soigneux avec de l'eau alcaline pour
empêcher les parcelles, laissées au bord

de la plaie, de continuer leur action corrosive.

Le nitrate d'argent employé de la même façon produit un effet analogue mais son action est plus lente ; Simrock s'est servi de l'acide sulfurique concentré.

La paracentèse avec l'acide chromique est moins douloureuse que la même opération pratiquée avec l'instrument tranchant si nous en croyons notre propre expérience ; elle a de plus cet avantage de produire une plaie qui ne se cicatrise pas aussi vite que les plaies sanglantes.

Pour faire la paracentèse thermique, on introduit à froid une fine pointe de galvano-cautère jusque sur la membrane du tympan, et on ne fait passer le courant qu'à ce moment, en pressant sur le bouton du manche porte-cautère.

Du siège de la paracentèse. — Le point où doit se faire la paracentèse est dans certains cas indiqué par le siège de la lésion, mais le plus souvent, il se fait au lieu d'élection.

Le lieu d'élection s'étend à toute la moitié inférieure du tympan, au-dessous de la

pointe du manche. Dans toute cette région
la distance du tympan à la paroi labyrinthique est de 3 à 4 millimètres ; à moins
qu'on approche très près de l'ombilic qui
n'est qu'à 2 millimètres du sommet du promontoire ; de plus, il n'existe aucun osselet,
ni tendon, ni bride dans cette partie de la
caisse qui correspond au segment inférieur.

D'ailleurs, quand la paracentèse est faite
dans le but de donner issue au pus, il y a
toujours intérêt à faire le débridement dans
la partie la plus déclive de la collection ;
cette seule raison suffirait déjà à marquer le
point d'élection.

L'incision peut être faite dans le sens
d'un rayon de la membrane ou transversale-
ment.

Le lieu 'de nécessité est marqué par le
siège de l'altération à laquelle on veut remédier : en règle générale, il faut toujours que
l'incision porte sur la partie la plus saillante
de la voussure ; c'est ainsi que les abcès, les
poches purulentes du tympan siègent souvent dans le quadrant postéro-supérieur et
que c'est en ce point que doit porter l'incision.

Dans la section du tendon du tenseur,

l'incision du tympan sera faite en avant ou en arrière du manche et parallèlement à son bord pour pouvoir introduire le ténotome.

Quand la collection purulente est localisée dans la partie supérieure du tympan, dans la région de la membrane de Schrapnell, le plus souvent il y a déjà une petite perforation spontanée, une fistule qui conduit dans la poche, dans la cavité de l'abcès ; dans ce cas, il s'agit plutôt d'un agrandissement de l'ouverture que d'une paracentèse, bien que cette opération doive être pratiquée dans certains cas.

SOINS PRÉLIMINAIRES ET CONSÉCUTIFS. — Avant de pratiquer la paracentèse du tympan, il faut désinfecter le conduit auditif qui contient, à l'état normal, plusieurs variétés de microorganismes dont plusieurs sont pathogènes.

Pour cela, on peut ou pratiquer une injection antiseptique ou plus simplement passer à plusieurs reprises une boulette d'ouate imbibée d'une solution tiède de sublimé au 1/1000°. Cette précaution est surtout utile, quand on fait l'opération sur un organe dont la caisse est aseptique, comme dans l'otite scléreuse, l'infection de cette cavité pouvant déterminer une otite purulente secondaire.

Quand la caisse contient du pus ou du muco-pus la désinfection du conduit auditif, bien que moins indispensable, n'en est pas moins fort utile et doit toujours être pratiquée.

Dans les cas d'otite catarrhale ou suppurée après la paracentèse, nous conseillons de faire l'aspiration de l'air du conduit auditif, avec le spéculum de Siegle muni d'une poire ou d'une petite seringue. Cette pratique, qui nous a donné de bons résultats, présente les avantages suivants : elle provoque un écoulement de sang, une véritable saignée du tympan qui calme très rapidement les phénomènes inflammatoires ; s'il y a dans la caisse une sécrétion muqueuse ou purulente, elle est attirée au dehors beaucoup plus complètement que ne pourrait le faire la douche d'air par le Valsalva ou le Politzer.

On procède alors à un nettoyage complet du conduit auditif encombré de sang ou de sécrétion, et on le ferme avec un gros tampon d'ouate aseptique.

ÉVOLUTION DE LA PERFORATION CHIRURGICALE DU TYMPAN. — Les plaies du tympan ont une tendance remarquable à se fermer rapidement. La rapidité de la cicatrisation dépend de l'état anatomique du tympan, de la forme de la plaie et de son étendue.

La *plaie linéaire* faite avec la lance à paracentèse ou le bistouri se cicatrice souvent en vingt-quatre ou quarante-huit heures, surtout dans les cas d'otite catarrhale ; s'il s'agit d'une otite suppurée, les altérations dont le tympan est le siège empêchent la réunion et souvent alors, la perforation persiste tant que la sécrétion purulente n'est pas arrêtée.

Les plaies arrondies faites par l'acide chromique se ferment, à la longue, par la formation d'une cicatrice développée aux dépens d'une ou plusieurs tuniques de la membrane.

Il y a donc avantage, si on veut obtenir une ouverture permanente, à employer le procédé caustique dont le processus de réparation est plus long. On peut, il est vrai, enlever au bistouri ou à l'emporte-pièce une certaine étendue de la membrane du tympan qui se réparera d'autant moins vite que le lambeau sera plus grand.

On a bien cherché un moyen de rendre permanente une ouverture artificielle qu'il y avait intérêt à conserver. Politzer a essayé un petit tube de caoutchouc durci, de 2 à 3 millimètres de long et d'un millimètre de diamètre qu'il introduisait dans la perforation ; mais après un certain laps de temps, le tube se trouvait à la périphérie du tympan et se remplissait de sécrétion qui annihilait le bénéfice de la perforation. Voltolini a employé un tube d'aluminium qui n'a pas donné de meilleurs résultats.

En somme, si on veut obtenir une ouverture permanente il n'y aura qu'à procéder à la paracentèse de temps en temps, jusqu'au jour où on aura trouvé la raison anatomique qui fait que les perforations chirurgicales se ferment toujours ; on aura peut-être l'explication des insuccès dans les tentatives faites pour oblitérer les perforations pathologiques qui tantôt se cicatrisent spontanément, tantôt restent béantes sans qu'on en connaisse la raison.

DES DIFFICULTÉS DE L'OPÉRATION. — Les difficultés de la paracentèse peuvent être d'ordre anatomique ou de nature pathologique.

Certains conduits auditifs sont à l'état normal si étroits que l'on est obligé d'employer les spéculums de petit diamètre pour explorer le tympan ; dans d'autres cas, l'étroitesse tient au rapprochement exagéré des parois antérieure et postérieure qui ne sont distantes que de 3 à 4 millimètres ; dans les deux cas, l'examen méthodique du tympan est des plus difficiles, surtout à l'état pathologique ; à cela il faut ajouter l'épaisseur de l'instrument qui restreint encore la lumière du canal. Dans de pareils cas, heureusement rares, on est obligé de faire la paracentèse un peu au juger, en se guidant sur la sensation que donne l'instrument.

Les causes pathologiques qui rendent l'opération difficile sont plus fréquentes : rétrécissement du conduit auditif par otite externe, eczéma chronique ; tuméfaction de la peau du conduit, véritable chémosis, qui survient dans les otites aiguës suppurées et qui restreint notablement la vue du champ opératoire, les exostoses, etc.

En présence de pareils cas, on tâchera de faire disparaître l'atrésie, avant de pratiquer la paracentèse ; si l'opération est urgente, on agira comme dans les atrésies normales. L'instrument tranchant est préférable aux caustiques, dans de pareilles conditions, parce que ceux-ci ne doivent être appliqués que sous le contrôle de la vue, pour éviter une diffusion qui pourrait amener une destruction trop étendue de l'organe.

Si l'impressionnabilité du sujet, la crainte de la douleur crée des difficultés opératoires, on peut avoir recours à l'anesthésie générale ou. plus simplement à l'anesthésie par la cocaïne.

Cet agent analgésique s'emploie en solution au 1/5e dont on verse quelques gouttes dans l'oreille cinq à dix minutes avant l'opération.

Il est bon d'être prévenu que son action est nulle sur le tympan normal ou sclérosé ; la solution *n'agit que sur les tissus humides*, qu'ils le soient normalement (muqueuses) ou qu'ils le soient devenus par l'effet des altérations pathologiques ; aussi le tympan, enflammé, infiltré, a-t-il perdu son caractère de tissu cutané pour revêtir les caractères d'une muqueuse et se trouve, dès lors, susceptible d'être anesthésié par la cocaïne. Cependant, après une longue imbibition qui aurait ramolli l'épiderme, le tympan pourrait subir l'action de la cocaïne même à l'état normal.

COMPLICATIONS DE LA PARACENTÈSE. — Elles sont relativement rares : nous citerons l'hémorrhagie, la blessure du promontoire, la suppuration consécutive de la caisse.

Les hémorrhagies ne sont jamais abondantes quand on pratique l'opération au lieu d'élection ; l'écoulement de sang est généralement sans importance ; on a cependant signalé un cas de blessure probable (?) du golfe jugulaire dans une paracentèse pratiquée dans le quadrant postéro-inférieur ; l'hémorragie s'étant arrêtée par le tamponnement, il est impossible de savoir si c'était bien le golfe de la veine jugulaire qui a été lésé, plutôt que des granulations très vasculaires de la caisse.

Quoi qu'il en soit, c'est un fait exceptionnel.

Il n'en est pas de même dans les sections de la membrane de Schrapnell ; au-dessus et un peu en arrière de l'apophyse externe du manche du marteau se trouve le confluent de plusieurs artérioles muqueuses et cutanées (pôle vasculaire Gellé) dont la blessure peut amener une hémorragie abondante. Aussi vaudra-t-il mieux faire la paracentèse, quand il y a des indications, un peu en avant de l'apophyse externe, où il n'y a point de vaisseaux importants.

La blessure du promontoire résulte de la trop grande pénétration de l'instrument tranchant dans la caisse, soit parce que l'opérateur ne peut suivre son bistouri dans la profondeur du méat, soit parce que le malade a fait un mouvement brusque et inattendu.

Une plaie légère de la muqueuse qui recouvre la paroi interne de l'oreille moyenne n'est d'ailleurs pas bien grave, si on fait une antisepsie rigoureuse.

Cette dernière condition, quand elle n'est pas observée, peut entraîner une otite moyenne suppurée dans les cas où la caisse est intacte, comme dans les enfoncements du tympan déterminés par l'insuffisance de la trompe rétrécie, dans les scléroses de la caisse, etc., où la paracentèse est indiquée. Il faut donc bien veiller à ce que le champ opératoire et les instruments soient bien antiseptisés, surtout quand on pénètre dans une cavité aseptique.

On pourrait signaler encore : une trop grande ou trop petite perforation, une section de toutes les couches de la membrane alors qu'une seule doit être incisée comme dans les abcès intra-tympaniques, la dislocation des osselets ; mais ce sont là plutôt des accidents opératoires que l'on évitera avec un peu de pratique, que de véritables complications.

PERFORATIONS DU TYMPAN

Les perforations du tympan soulèvent deux problèmes complètement différents ; il peut, en effet, y avoir intérêt à maintenir béante une ouverture spontanée ou artificielle, ou à faire cicatriser une perforation existante.

Nous allons envisager la question à ces deux points de vue.

On doit empêcher une perforation du tympan de se fermer : 1° quand la sécrétion anormale de la caisse persiste afin que le liquide pathologique puisse s'écouler au dehors; 2° quand on a pratiqué une large ouverture, dans un tympan épaissi, scléreux, pour que les ondes sonores aériennes ne soient pas arrêtées par ce diaphragme rigide, vibrant difficilement.

Dans le premier cas, la perforation spontanée ou chirurgicale n'a guère de tendance à se fermer prématurément, sauf dans les otites catarrhales ; dans les formes suppurées, au contraire, l'ouverture a plutôt de la tendance à s'agrandir par nécrose progressive de ses bords.

Si, après une première paracentèse, la perforation se cicatrise avant que la sécrétion muqueuse ou purulente soit arrêtée et si l'accumulation du liquide donne lieu à des symptômes objectifs et subjectifs de rétention évidents, il n'y aura qu'à répéter l'opération.

Des douches d'air quotidiennes empêcheront l'accolement des bords de la plaie en même temps qu'elles chasseront au dehors le liquide sécrété dans l'oreille moyenne.

Au lieu de faire la paracentèse avec l'instrument tranchant, on peut pratiquer l'ouverture avec les caustiques chimiques ou le galvano-cautère.

C'est surtout dans l'otite sèche ou scléreuse que l'on cherche à maintenir béante le plus longtemps possible la perforation chirurgicale ; malgré toutes les tentatives elle se ferme toujours après un laps de temps plus ou moins long.

Les plaies linéaires se ferment en un ou deux jours ; elles ne sont donc pas applicables à ce cas. On a enlevé des lambeaux assez étendus de la membrane sans plus de succès ; Wreden a enlevé une portion du manche du marteau, ce qui n'a pas empêché la cicatrisation de se produire.

Actuellement on a recours presque exclusivement aux agents chimiques ou au galvano-cautère pour produire des perforations durables.

Quel que soit le moyen employé, la perforation se cicatrise après un certain temps : quelques semaines à quelques mois, suivant le diamètre de l'ouverture. On a essayé de s'opposer à la fermeture en introduisant un tube à travers la perforation. Bonnafont a essayé des canules en argent ayant une longueur égale à celle du conduit auditif et un diamètre pareil à celui de l'ouverture. L'instrument était maintenu par deux ailerons qui s'écartaient quand la canule était placée.

Politzer a expérimenté un tube en caoutchouc durci, de 2 à 3 millimètres de long et de 1 millimètre de diamètre, pourvu d'une rainure comme une poulie pour recevoir les bords de la perforation.

Voltolini s'est servi d'un tube d'aluminium maintenu en place par une canule d'or engainant le manche du marteau.

Les conséquences du port de ces petits appareils ont été : 1° une réaction inflammatoire avec suppuration de la caisse dans plusieurs cas, et, s'il y avait déjà otorrhée, obstruction du canal central par les sécrétions qui obligeait à retirer l'instrument ; 2° même dans les cas favorables, où le tube était bien toléré, son déplacement progressif l'amenait au bout d'un certain temps à la périphérie de la membrane, d'où il était expulsé.

En somme, toutes les tentatives dirigées vers le moyen de conserver une perforation du tympan ont échoué.

Il en sera ainsi tant que nous ne connaîtrons pas le processus de réparation des plaies du tympan, processus qui nous expliquera l'insuccès des moyens que nous employons pour maintenir une perforation béante ou pour faire cicatriser une ouverture qu'il y a intérêt à fermer.

Les perforations spontanées du tympan ont une tendance naturelle à persister, dans la plupart des cas.

Cependant, quand la sécrétion est tarie, si le tympan et l'oreille moyenne n'ont pas subi de profondes altérations, il y aurait avantage à ce que la membrane se réparât, parce qu'une perforation étendue diminue la tension du tympan et son aptitude à vibrer et de plus restreint la surface de l'organe que les ondes sonores viennent frapper.

On peut, quand la perforation n'a pas de tendance à se fermer, activer le processus de réparation en cautérisant légèrement ses bords et son pourtour avec la pierre infernale ; pour cela, on fait fondre à l'extrémité d'un stylet quelques cristaux de nitrate d'argent qui y adhèrent. La réaction qui succède à la cautérisation peut être assez vive pour ramener la suppuration de la caisse.

En 1878, Berthold a essayé dans plusieurs cas l'autoplastie du tympan ou myringoplastie. Pour la pratiquer, il avive la face externe du tympan en appliquant pendant deux ou trois jours une rondelle de taffetas anglais, qu'il remplace après ce laps de temps par un lambeau cutané un peu plus grand que la perforation à fermer ; le contact des deux surfaces cruentées est obtenu par une légère compression avec une boulette d'ouate aseptique ; il a réussi dans deux cas à fermer la perforation.

La peau présente une épaisseur beaucoup trop grande pour qu'elle puisse entrer en vibration, quand elle adhère au tympan, aussi Berthold lui a-t-il substitué un lambeau de la pellicule qui sépare, dans l'œuf, la coque calcaire de l'albumine. Les bords de la rondelle sont enduits de blanc d'œuf, qui sert de colle, puis la membrane est appliquée contre la perforation qu'elle ferme complètement.

Ce procédé d'autoplastie, d'une application facile, et dans tous les cas inoffensif, peut donner de bons résultats quand la perforaration n'est pas très étendue.

Si les tentatives de fermeture de la perforation et si la myringoplastie ont échoué, il faut avoir recours à l'application d'un tympan artificiel.

Le tympan artificiel est indiqué toutes les

fois que la fermeture de la perforation améliore l'ouïe d'une façon notable ; il n'est
applicable que si la sécrétion est complètement arrêtée, car, dans le cas contraire, il
s'opposerait à la sortie du pus ; il est inutile
quand la surdité est due aux lésions étendues
de la caisse ou du labyrinthe et non pas seulement à la perforation.

Quelquefois les malades préviennent que
quand ils ont un peu d'eau dans l'oreille, ils
entendent mieux ; dans ce cas la goutte d'eau
joue l'office de tympan artificiel en fermant
l'ouverture pathologique.

La forme et la composition des tympans
sont très variables ; nous allons passer en
revue les principaux.

Yarsley en 1848 conseilla simplement une
boulette d'ouate humide et en obtint de
bons résultats .

Le tympan de Toynbee (1853) se compose
d'une mince rondelle de caoutchouc de 6 à
7 millimètres de diamètre fixée à un fil d'argent de 3 centimètres de long.

Lucæ remplace le fil d'argent par un petit
tube de caoutchouc soudé à la rondelle.

Politzer construit un tympan économique
en coupant un segment de drain de un

demi-centimètre de long et de 2 à 3 millimètres d'épaisseur de paroi ; le segment est
fixé à un fil métallique de la longueur du
conduit qui permet de le placer et de le retirer.

Delstanche enroule autour d'un fil métallique de l'ouate de façon à faire une boule
terminale ; Hartmann se sert d'un procédé
analogue.

Miot (thèse de Polo, Paris 1886) imbibe
de l'ouate puis en fait un disque qu'il coupe
de la grandeur voulue et l'applique sur, la
perforation.

Le disque obturateur peut encore se faire
avec du papier, du parchemin, de la toile,
du taffetas.

Généralement le tympan d'ouate est mieux
toléré que celui fait en matière rigide, qui
peut être douloureux et ne pas pouvoir être
conservé longtemps à cause de cela.

L'ouate est imbibée soit d'eau glycérinée
ou d'eau et de glycérine phéniquée au
1/100e, de baume du Pérou, de vaseline.

Le contact de ce corps étranger peut
donner lieu à une poussée congestive du
côté de la caisse et déterminer des bourdonnements, du vertige. Il est bon que le malade

17

ne le conserve que quelques heures au début, puis plus longtemps si la tolérance se produit ; dans tous les cas, il est préférable, si le malade peut le placer lui-même, que l'appareil soit retiré pendant la nuit que de le laisser en permanence dans l'oreille jusqu'à ce qu'il y ait lieu de le changer.

L'amélioration que donne l'application du tympan artificiel est variable ; il est des sujets qui en retirent de grands avantages, d'autres de médiocres ou de nuls, mais comme l'essai ne présente aucun danger, il y a intérêt d'essayer dans les cas qui paraissent favorables.

PÉRICHONDRITE DU PAVILLON

La périchondrite du pavillon est une affection assez rare et dont la pathogénie est souvent obscure ; à côté des cas où elle est nettement infectieuse, il en est d'autres où il est impossible de retrouver la cause.

La peau du pavillon devient rouge, chaude, se tuméfie en un ou plusieurs points, de manière à former des bosselures séparées par de profonds sillons ; les replis et dépressions de l'organe disparaissent, l'oreille devient globuleuse ; la tuméfaction gagne parfois le méat externe et le ferme complètement ; si l'inflammation envahit la face postérieure du pavillon, celui-ci se redresse et forme un angle droit avec l'apophyse mastoïde ; chez un de nos malades le creux sous-auriculaire avait disparu et était comblé par une infiltration dure, douloureuse à la pression ; en ce point la peau était rouge, luisante.

Les douleurs généralement modérées acquièrent parfois un haut degré d'intensité surtout la nuit.

La ponction ou l'incision de ces bosselures donne issue à un liquide séro-purulent, quelquefois franchement purulent ou séreux. Un fait digne de remarque, c'est qu'après l'incision de la peau, celle-ci ne s'affaisse pas mais reste encore dure, tendue et ne s'applique pas sur le périchondre, de sorte qu'après l'évacuation du liquide il reste une poche ouverte.

Le stylet donne une sensation spéciale quand il touche le périchondre, sensation que l'on peut comparer à celle que l'on obtient quand on promène l'instrument sur une feuille de papier épaisse mais un peu irrégulière à la surface.

La marche de l'affection est très variable ; dans certains cas la guérison survient après quelques semaines, dans d'autres cas, plus fréquents, elle réclame plusieurs mois.

Le diagnostic de cette affection ne présente généralement pas de grandes difficultés pour peu que l'on y pense, car l'othématome, qui lui ressemble le plus, a un début brusque, et succède le plus souvent à un traumatisme ; les kystes du pavillon sont indolores, progressifs dans leur développement et ne s'accompagnent pas de phénomènes de réaction.

L'éléphantiasis du pavillon se développe lentement et ne donne pas lieu à un épanchement séro-purulent, à moins de complication.

Traitement. — Le traitement de la périchondrite consiste quand il existe une collection séro-purulente, à l'ouvrir et à évacuer le contenu de la poche ; s'il existe plusieurs bosselures il y a quelquefois avantage à faire une incision à chacune d'elles pour que le liquide s'évacue plus facilement ; un drain introduit dans la poche permet de faire des injections antiseptiques et s'oppose à la fermeture trop hâtive de la plaie. Puis on applique un pansement et on exerce une légère compression avec de l'ouate maintenue avec des bandes de gaze.

Si les douleurs sont violentes, le sulfate de quinine est indiqué et procure souvent une grande sédation des symptômes douloureux.

Après la guérison, le pavillon est souvent déformé, par rétraction, épaississement du tissu cutané.

PHLYCTÈNES HÉMORRAGIQUES
DU CONDUIT AUDITIF ET DU TYMPAN

Les phlyctènes du conduit auditif et de la membrane du tympan se présentent sous la forme d'un soulèvement épidermique de forme irrégulière, de quelques millimètres d'étendue et rempli de sang ; coloration rouge foncé au début, et rouge brunâtre au bout de quelques jours quand le contenu est desséché.

Fréquemment secondaires à une otite moyenne aiguë, à l'occasion d'une poussée, les phlyctènes peuvent être primitives et constituer à elles seules toute la maladie ; nous avons observé plusieurs cas de phlyctènes primitives dans le cours de la grippe ; dans un cas, la phlyctène occupait presque toute la moitié antérieure du tympan à droite et était plus limitée à gauche : le début avait été brusque et s'était annoncé par des bourdonnements intenses, de la dysécie.

Quand elles siègent dans le conduit auditif, c'est généralement dans la partie antéro-inférieure et tout près du tympan qu'on les observe.

Dans certains cas cependant les phlyctènes siègent vers le milieu du conduit auditif sur la paroi inférieure ou la paroi postérieure ; dans deux cas que nous avons observés, chez des femmes névropathes, l'hémorragie a persisté pendant plusieurs jours, avec un caractère sinon inquiétant, au moins assez sérieux pour réclamer l'intervention. Ce sont là des cas rares que l'on peut rapprocher des cas d'otorrhagie névropathique sans lésion appréciable du conduit qui ont été signalés par plusieurs auteurs (Luc, Baratoux).

Les phlyctènes peuvent aussi survenir à la suite de la raréfaction de l'air dans le conduit auditif quand l'aspiration est trop forte ou est continuée pendant trop longtemps.

Traitement. — Si la phlyctène est très limitée et les symptômes pas trop pénibles, il n'y a pas lieu d'intervenir, l'affection guérissant seule par dessiccation de la vésicule.

Si la phlyctène est étendue, saillante et remplie de sang encore liquide, on peut la ponctionner pour donner issue au sang dont elle est remplie.

Il faut prendre garde, dans cette opération, de ne pas traverser toute l'épaisseur du tympan, puisque le sang n'est extravasé qu'entre la couche cutanée et la couche de fibres propres ; la première couche devra donc être seule sectionnée.

On agira de même pour les phlyctènes du conduit. Si l'affection est d'origine secondaire, elle indique généralement une poussée congestive du côté de la muqueuse de la caisse que l'on combattra par des douches d'air peu énergiques, et le sulfate de quinine à la dose de 0,50, 0,60 centigrammes par jour.

Quelques légers purgatifs pourront être utiles si l'affection survient à l'époque de la ménopause qui détermine chez beaucoup de femmes, des poussées congestives du côté de la tête.

Si l'hémorragie persiste, comme dans les deux cas que nous signalons plus haut, le tamponnement avec la gaze iodoformée suffira pour assurer l'hémostase.

PITYRIASIS DU CONDUIT AUDITIF

En dehors des mycoses (voir *Otomycoses*) qui peuvent atteindre le revêtement cutané du conduit auditif, il est une autre affection parasitaire aussi qui modifie la couche épidermique de cette région : c'est le pityriasis.

C'est le pityriasis alba que l'on observe le plus fréquemment ; Kirchiner a vu des cas de pityriasis versicolor dont le parasite est le microsporon furfur.

A un léger degré, le pityriasis ne provoque que des symptômes objectifs incommodes :

démangeaisons tenaces, sensation de chaleur. Si la desquamation est abondante, il peut se former des dépôts épidermiques qui peuvent former bouchon ; il s'y joint alors un peu de surdité et des bourdonnements suivant le volume et le siège de l'obstruction.

A l'examen direct, on constate que la couche épidermique est épaissie, fendillée, repose sur un derme rosé et quelquefois hypertrophié ; d'où rétrécissement concentrique du canal. L'épiderme se desquame en furfures ou en lambeaux plus ou moins étendus. L'affection peut gagner la couche cutanée du tympan et provoquer l'épaississement de cette tunique qui devient grise et terne.

Les commémoratifs permettront de distinguer le pityriasis de la desquamation abondante qui succède à l'eczéma, à l'otite externe diffuse, à l'otite moyenne purulente ; d'ailleurs la forme furfuracée de la desquamation, analogue à celle du pityriasis capitis, facilitera le diagnostic.

Traitement. — Comme l'affection est parfois rebelle il faut lui opposer un traitement local et un traitement général.

Ladreit de Lacharrière recommande de faire couper les poils qui garnissent l'entrée du conduit auditif, afin que les débris épidermiques puissent être facilement enlevés, puis il fait faire matin et soir des injections avec de l'eau tiède, dans laquelle on ajoute dix gouttes de la solution suivante, pour un demi-verre d'eau :

Eau de Cologne . . . . 100 grammes.
Sublimé. 1   —

Dans certains cas, il a employé avec succès des lotions avec l'eau de Challes ou une solution de sulfure de sodium. Il prescrit le bromure de potassium à l'intérieur pour diminuer la sensation de chaleur et les démangeaisons.

Albespy de Rodez(*Revue de laryngol.*, 1892) institue le traitement suivant : il imbibe un cylindre d'ouate hydrophile de 3 centimètres de long et de même diamètre que celui du conduit auditif d'une solution de nitrate d'argent au 1/20e. Le cylindre introduit dans l'oreille est laissé en place pendant vingt-quatre heures. Il renouvelle le pansement jusqu'à ce que les parois du conduit soient lisses et bien nettoyées. Alors, il emploie la solution suivante, de la même façon que la précédente :

```
Acide salicylique. . . . . . .   3 grammes.
Baume du Canada. . . . . .   1      —
Collodion. . . . . . . . . .  16      —
```

Les pansements sont renouvelés seulement tous les quatre ou cinq jours jusqu'à guérison.

Contre le pityriasis versicolor, Kirchner fait pratiquer deux ou trois fois par semaine des badigeonnages avec une solution à parties égales d'alcool et d'huile de cade.

Si le traitement topique ne suffit pas, on y adjoindra le traitement par l'arsenic (liqueur de Fowler, arséniate de soude) et les eaux sulfureuses.

Les complications du côté du tympan ou de l'oreille moyenne seront traitées par les moyens ordinaires : instillations, douches d'air répétées tous les deux jours pour empêcher la raideur de la membrane du tympan.

POLYPES DE L'OREILLE

On désigne sous le nom de polypes des productions néoplasiques, de constitution anatomique variable, dont la forme arrondie ou ovoïde se rattache aux parois des oreilles externe ou moyenne par une partie plus étroite appelée col ou pédicule. L'expression de polype n'implique pas nécessairement l'idée de tumeur bénigne, bien que ce soit de beaucoup le plus souvent la forme qui se présente au clinicien.

Les polypes ne constituent pas davantage une entité morbide ; ils sont pour l'oreille ce que sont les bourgeons charnus proéminents que l'on observe à l'orifice d'un trajet fistuleux. Si on élimine les rares cas où la tumeur maligne revêt la forme d'un polype vulgaire, celui-ci n'est jamais que symptomatique d'un état inflammatoire du revêtement cutané ou muqueux de l'oreille, se traduisant par une suppuration plus ou moins abondante.

Par contre-coup, la présence d'un polype volumineux par l'afflux sanguin qu'il provoque de son côté, entretient indéfiniment la suppuration, tant qu'il n'est pas enlevé ; la question des polypes offre donc un très grand intérêt pour l'auriste, d'autant plus que le cas se présente presque tous les jours où l'on a à intervenir.

Dans la majorité des cas, les polypes surviennent dans le cours d'une otorrhée moyenne, datant de plusieurs mois ou années.

Leur début passe inaperçu et lorsque l'attention du malade est dirigée du côté de son oreille parce que le pus est sanguinolent, ce qui n'avait pas lieu d'ordinaire, la tumeur est déjà assez volumineuse.

Le volume du polype est très variable quand on l'observe la première fois ; cela dépend de l'incurie du malade qui souvent néglige son affection pendant plusieurs années. Généralement il atteint le volume d'un pois ou d'un haricot ; d'autres fois mais plus rarement, il remplit le conduit auditif et apparaît au dehors.

La suppuration qui l'accompagne est généralement assez abondante, mais peut, cependant, passer inaperçue. Nous avons vu plusieurs fois des malades n'accuser aucun écoulement d'oreilles, alors que la présence du polype et d'un peu de pus dans le fond du conduit attestaient suffisamment qu'ils ne s'étaient pas observés ; c'est donc un symptôme subjectif contingent.

Sous l'influence de certaines poussées

congestives, le pus devient maculé de sang ou même il s'écoule un peu de sang pur qui vient troubler la quiétude du malade habitué à son otorrhée.

Le point d'implantation peut être sur la partie profonde du conduit auditif, la membrane du tympan ou les parois de la caisse : le pédicule est souvent gros et court, plus rarement grêle ou allongé.

. A l'examen, le polype se présente sous la forme d'une tumeur rosée, à surface lisse ou mamelonnée, parfois lobulée ; l'exploration avec le stylet provoque le plus souvent un léger écoulement de sang.

Dans les cas où le polype est volumineux et très ancien, la portion de sa surface qui regarde le méat externe se cutanise, devient blanche et dure

Il est une modification imprimée à l'aspect du polype sous l'influence de l'albuminurie : c'est l'apoplexie de la tumeur. La tumeur augmente très rapidement de volume et présente une couleur non rouge violacé, mais presque noire. L'examen microscopique d'une coupe montre une infiltration de globules sanguins dans toute l'épaisseur du tissu pathologique.

Le polype ne pourrait être mieux comparé qu'à un morceau de rate ; il est friable, se sectionne facilement avec l'anse froide.

Dans les deux cas que nous avons observés les malades présentaient de l'albuminurie latente ; chez le deuxième malade, l'aspect seul de la tumeur nous a fait soupçonner la néphrite que l'examen de l'urine a confirmé. Nous ne saurions dire si cette altération des polypes se présente dans d'autres affections générales que l'albuminurie, les cas n'étant pas assez nombreux pour en faire l'historique complet.

Diagnostic. — La constatation pure et simple de l'existence d'un polype ne suffit pas pour intervenir à bon escient. Il faut étudier le siège d'implantation, la position du pédicule, les lésions concomitantes et la nature de la tumeur.

C'est avec le stylet que l'on reconnaît la position du pédicule.

Si le polype est petit on le soulève ou plutôt on le fait basculer, avec le stylet, en différents sens et on voit dans quelle direction il est le plus mobile.

Le polype est-il très mobile de bas en

haut et peu ou pas, de haut en bas ? Le pédicule est en haut puisque cette portion se déplace difficilement ou pas du tout.

En étudiant ainsi la facilité de déplacement de chacun de ses bords on peut acquérir une notion exacte sur la position du pédicule et savoir s'il s'insère en haut ou en bas, à droite ou à gauche.

Parfois la tumeur est également mobile dans tous les sens ; c'est que le pédicule s'insère sur le centre de sa paroi postérieure d'une part et sur une des parois de la caisse d'autre part.

Quand la tumeur est volumineuse et remplit le conduit auditif ce mode d'exploration est impraticable ; on glisse alors le stylet à plat entre le polype et la paroi du conduit et on lui fait circonscrire la tumeur ; si le stylet est arrêté en un point de sa course c'est qu'il y a là un obstacle : pédicule ou adhérence de la tumeur à la paroi du conduit. Il peut arriver que le stylet ne soit pas arrêté dans son mouvement de circumduction : c'est qu'alors le pédicule est fixé en un point où n'arrive pas l'extrémité du stylet.

Il est d'ailleurs inutile de vouloir connaître absolument le point d'attache quand la tumeur est volumineuse ; ce renseignement complémentaire sera beaucoup plus facile à obtenir quand on aura enlevé une partie de la tumeur et que le fond du conduit sera ainsi rendu plus accessible.

En procédant comme nous l'avons dit, on pourra alors avoir des notions sur le siège, le diamètre probable du pédicule et achever l'opération avec sécurité.

Ce n'est qu'après l'ablation de la tumeur que l'on peut étudier les lésions concomitantes : carie ou nécrose de la paroi, des osselets, destruction plus ou moins étendue du tympan. Dans certains cas, le polype prenant naissance sur la paroi postérieure ou inférieure de la caisse, ou sur un osselet nécrosé, arrive dans le conduit auditif par une étroite perforation du tympan qui étrangle son pédicule. C'est ainsi que les petits polypes qui apparaissent dans le haut du tympan, vers la membrane de Schrapnell ont souvent pour origine la tête du marteau ou l'enclume cariée.

Si l'aspect de la tumeur ou sa récidive rapide inspirent quelques doutes sur sa bénignité, il sera bon de soumettre à l'exa-

men microscopique une parcelle du néoplasme.

Nous n'avons parlé, jusqu'à présent, que
des tumeurs assez volumineuses pour qu'à
un examen superficiel leur existence ne
puisse être mise en doute ; mais il existe
des formes où le diagnostic simple nécessite
encore quelque attention.

La tumeur au lieu d'être arrondie, en
massue, peut être aplatie comme une ga-
lette, qui vient s'appliquer à la surface du
tympan et peut, à un examen rapide et
superficiel passer inaperçue ou être prise
pour le tympan lui-même altéré.

Il ne faut jamais oublier d'enlever soigneusement le pus qui tapisse le fond de
l'oreille, en masque les saillies et les dépressions ; cette petite opération faite, les
diverses parties apparaissent avec leur
couleur et leur aspect normal ; l'exploration avec le stylet mousse permet alors
de déceler les divers caractères physiques des saillies ou dépressions et de
reconnaître s'il existe ou non plusieurs polypes.

Sous l'influence d'une otorrhée ancienne,
la muqueuse s'hypertrophie par places et

forme des granulations plus ou moins volumineuses.

Quand la granulation fait-elle place au polype ou se transforme-t-elle en polype? Comme cette dernière désignation ne s'applique à aucun caractère particulier des tumeurs et que l'usage seul l'a consacrée, il ne saurait y avoir de différence tranchée entre la granulation et le polype. Si la tumeur est fixée par une large base d'implantation, on pourrait cependant la regarder comme une granulation et si la tumeur est fixée par une partie plus mince que l'extrémité libre, si elle présente la forme d'une massue, en un mot si elle est pourvue d'un col ou pédicule, on peut la considérer comme un polype. Cette distinction basée sur l'étymologie du mot polype, est, ce nous semble, la plus admissible, et elle ne préjuge rien sur la nature anatomique du néoplasme ; mais elle a une grande importance au point de vue thérapeutique.

Traitement. — Si certains polypes se sont éliminés spontanément, comme Toynbee, Trœltsch, Moos, etc., l'ont observé, le plus souvent ils persistent et augmentent de volume. Il ne faut donc pas compter sur leur chute spontanée qui est très rare ; ce n'est que par une intervention opératoire que l'on peut en débarrasser le malade.

Plusieurs modes d'exérèse ou de destruction peuvent être employés ; le choix, comme nous le verrons, dépend de leur volume, du diamètre du pédicule et de son point d'implantation.

Arrachement. — Ce mode d'exérèse convient aux cas où le polype est volumineux, résistant et où le pédicule grêle s'insère, non sur une partie délicate et mobile, comme le tympan et les osselets, mais sur une portion résistante comme le conduit auditif osseux ou le promontoire.

Souvent d'ailleurs ces gros polypes ont leur point d'insertion sur la partie profonde du conduit auditif osseux ; mais, avant d'employer ce procédé, il sera prudent de s'en assurer avec le stylet.

Si le diagnostic est précis, on peut avoir recours à l'arrachement qui est une méthode beaucoup plus expéditive que les autres, mais aussi plus douloureuse.

Si la tumeur est fibreuse, résistante, on

peut se servir de la pince pour la saisir solidement et l'attirer au dehors. Si elle est molle, friable, la pince ne ferait qu'arracher la partie saisie, sans entraîner le reste; il est préférable dans ce cas de se servir d'un serre-nœud, à tube court et de petit diamètre.

Le fil de fer qui forme l'anse devra être assez fort pour ne pas couper la tumeur mais seulement l'entourer solidement.

L'anse ainsi formée sera légèrement coudée sur le tube pour pouvoir facilement pénétrer le long du polype; dès que l'anse est arrivée vers la partie moyenne de la tumeur, on la resserre et on tire à soi par petites secousses pour détacher le pédicule.

Dans certains cas, on peut imprimer un mouvement de torsion à la tumeur jusqu'à ce que le pédicule se rompe, comme on le fait pour la torsion des artères, mais pour cela il faut être certain que le col de la tumeur est grêle et s'attache au conduit auditif.

Il arrive souvent que nous ne pouvons avoir de renseignement précis sur le point d'insertion de la tumeur; dans le doute il vaut mieux rejeter l'arrachement et la torsion et enlever la tumeur par morcellement, excision.

Excision. — Le serre-nœud, dont il existe de nombreux modèles, dérivés de celui de Blake, est l'instrument le plus commode. Il est préférable que l'extrémité du tube ne soit pas cloisonnée pour permettre à l'anse de rentrer entièrement dans celui-ci et de faire une section complète. Le fil de fer dont on se servira coupera d'autant mieux qu'il sera plus fin, mais il y a une certaine limite à garder, car le fil très fin forme une anse insuffisamment rigide qui se replie au moindre obstacle au lieu de le forcer. Le choix du fil dépendra donc du volume de la tumeur, de sa résistance à la section et des obstacles que peut rencontrer le passage de l'anse.

Pour pratiquer l'opération on forme une anse coudée, ayant à peu près le diamètre du spéculum (qui devra être le plus grand possible) et on la glisse sous la tumeur le plus loin que l'on peut.

On resserre l'anse en tirant sur l'anneau ou en tournant la vis jusqu'à ce que l'anse soit rentrée dans le tube; généralement,

avant que la section soit complète, l'extrémité de la tumeur saisie se détache par une
légère traction.

L'hémorragie consécutive dépend du volume de la tumeur et surtout de sa vascularisation ; on l'arrête facilement avec quelques boulettes d'ouate sèche ou saupoudrée
d'alun ou imbibée de perchlorure de fer, ou
bien encore par le tamponnement du conduit avec la gaze iodoformée.

Le plus souvent, il faut remettre à une
séance ultérieure le soin d'enlever ce qui
reste du polype parce que le champ opératoire est masqué par la légère perte de sang.

La tumeur peut être d'une consistance
telle que la section à l'anse froide est impossible ; dans ce cas on aura recours à
l'anse galvano-caustique ou à la ligature, à
défaut d'appareil électrique.

L'introduction de l'anse galvano-caustique
ne diffère en rien de celle de l'anse froide ;
on fait passer le courant dès que la tumeur
est bien saisie et on resserre l'anse peu à
peu. On ne doit pas oublier qu'il se dégage
des vapeurs très chaudes qui peuvent brûler
le conduit ; on diminuera cet inconvénient en
soufflant dans le méat pendant l'opération.

Ligature. — C'est encore avec le serre-nœud que l'on pratique la ligature de la tumeur.

Pour cela, on glisse l'anse le plus près possible du pédicule et on la serre modérément; on tourne alors le tube du serre-nœud de façon à enrouler l'une sur l'autre les deux branches qui constituent l'anse; quand on éprouve une résistance sérieuse à la torsion, il vaut mieux s'arrêter car l'un des fils casserait, ce qui obligerait à recommencer l'opération. On coupe alors les deux fils métalliques au ras du méat externe que l'on ferme avec un tampon d'ouate.

Au bout de vingt-quatre à quarante-huit heures, la partie ligaturée tombe, frappée de nécrose ou se détache aisément en tirant un peu sur le fil constricteur.

Abrasion. — Quand le polype est petit, peu pédiculé et très accessible, on peut avoir recours à l'abrasion qui convient aussi aux restes de polype que le serre-nœud ne peut saisir.

Pour les gros polypes, l'emploi de l'anse est la méthode de choix parce qu'elle ne demande pas une très grande précision, est peu douloureuse et n'exige pas, si on procède par morcellement, une connaissance exacte du siège du pédicule.

Il n'en va plus de même avec l'abrasion qui réclame une vue nette de la région et du siège du pédicule, qui, de plus est douloureuse, si on ne fait pas l'anesthésie locale ou générale.

Pour pratiquer l'opération, on se sert de curettes à bord tranchant.

Politzer se sert d'une curette dont la forme est celle d'un anneau légèrement excavé en entonnoir : la circonférence interne de l'anneau est seule tranchante ; le diamètre de l'anneau varie de 1 millimètre et demi à 3 millimètres et demi suivant les besoins.

Pour enlever le polype on porte l'instrument contre le pédicule que l'on sectionne d'un coup rapide.

On peut aussi se servir d'une curette pleine à bord tranchant que l'on manœuvre de la même façon.

Cette méthode opératoire convient surtout pour les polypes qui s'insèrent sur les parois antérieure et postérieure ou supérieure du conduit auditif ; quand le pédicule se trouve dans le sinus prétympanique, pour peu que celui-ci soit un peu profond, on ne peut suivre l'instrument de l'œil et on agit un peu au hasard.

Si la tumeur s'insère sur le tympan, cette méthode n'est guère pratique parce qu'on s'expose à léser gravement la membrane. Quand il existe une large destruction de celle-ci, on peut arriver à gratter, à abraser les végétations ou les restes de polype que l'on voit insérés sur le promontoire; mais cette intervention réclame une immobilité absolue du malade que l'on ne peut obtenir souvent que par l'anesthésie.

Si on n'est pas sûr de son malade, il vaut mieux avoir recours à un autre procédé qui réclame moins de précision dans la manœuvre : tel est l'écrasement.

Écrasement. — Ce mode de traitement des polypes est applicable aux cas où les autres procédés sont difficiles ou impossibles à appliquer : petitesse de la végétation, impossibilité de pratiquer l'abrasion ou de passer le serre-nœud, région dangereuse, pusillanimité du malade, etc.

On peut se servir de pinces à branches

glissantes dont les bords de chaque mors sont tranchants; c'est un véritable emporte-pièce avec lequel on peut quelquefois enlever des morceaux de tumeur; mais le plus souvent la force de préhension est insuffisante pour couper franchement la partie saisie; la pince ne fait que le broyer.

A défaut de cette dernière pince on peut se servir d'un modèle analogue dont les mords sont cannelés comme une pince hémostatique. Politzer emploie une pince analogue à cette dernière, mais dont l'extrémité est légèrement coudée pour atteindre les régions qui sont en contre-bas de la face inférieure du conduit.

Pour pratiquer l'écrasement, on saisit le polype entier entre les mors de la pince, ou, s'il est trop gros pour s'y loger, la partie qui avoisine le pédicule, et on serre la pince fortement; on peut faire ainsi plusieurs prises successives si l'écoulement sanguin n'empêche pas de se diriger.

La rupture des vaisseaux de néo-formation qui alimentent la tumeur entraîne une mortification plus ou moins étendue de celle-ci.

CAUTÉRISATIONS AU GALVANO-CAUTÈRE. — Nous avons vu que l'on pouvait se servir de l'anse galvano-caustique pour les gros polypes durs, fibreux ; nous n'y reviendrons pas.

Lorsqu'il n'existe que des granulations, des vestiges de polypes enlevés par les moyens d'exérèse précédents, on peut se servir de la pointe du galvano-cautère pour finir de les détruire.

Ce procédé est beaucoup plus rapide que les cautérisations chimiques et n'expose à aucune complication grave si l'instrument est manié d'une main sûre.

Tant que le polype est assez gros pour pouvoir être saisi avec l'anse froide ou la pince, on laissera de côté le galvano-cautère, car dans ce cas l'application devrait être assez prolongée pour pouvoir détruire la tumeur, et comme la cautérisation est très douloureuse, il est préférable de recourir à un autre procédé.

Avant d'appliquer le cautère, il faut veiller à bien sécher le conduit, car la moindre goutte de liquide en contact avec le platine, pourrait être portée à une haute température et déterminer une brûlure des parties voisines. Il est inutile d'ajouter que l'on ne

fera passer le courant que lorsque la pointe
du cautère sera en contact avec la partie à
détruire, et non pas introduire dans le méat
le cautère rougi ; on s'exposerait à brûler les
parois avant d'arriver au point désigné à
l'avance et on effrayerait fort le malade, ce
qui n'est pas toujours sans inconvénients.

Les moyens mécaniques de destruction
que nous avons passés en revue conviennent
au début à la plupart des cas ; mais lorsqu'il
ne reste plus qu'une hypertrophie partielle
ou générale de la muqueuse, quelques débris insaisissables de pédicule, si le malade
ne veut se résoudre à une opération, on
trouve là les indications de la destruction
chimique des polypes.

Quand je dis destruction, il y a grande
exagération, car les caustiques chimiques
n'ont jamais détruit de gros polypes ; ils
les ont réduits de volume dans une certaine
mesure, mais il faut toujours en revenir aux
opérations précédentes pour les détruire
complètement.

Caustiques chimiques. — Les plus employés sont le nitrate d'argent, l'acide chromique, le perchlorure de fer, l'alcool ; les

caustiques à base de potasse ou de chlorure de zinc, moins maniables, sont délaissés.

Comme il serait très difficile d'obtenir un crayon de nitrate d'argent très fin, il est préférable de faire fondre à l'extrémité d'un stylet d'argent ou maillechort quelques cristaux de pierre infernale ; il suffit pour cela de chauffer le stylet jusqu'à ce que les cristaux soient fondus et adhérents à l'extrémité seule de l'instrument.

On peut alors porter directement le stylet sur la partie que l'on veut détruire. Cette cautérisation, parfois suivie de réaction assez vive, est toujours douloureuse et n'agit que très superficiellement.

L'acide chromique en cristaux, manié de la même façon et avec prudence, donne lieu à une eschare plus profonde, n'est pas aussi douloureux que le nitrate d'argent ; mais il faut se garder de laisser tomber une parcelle du caustique qui continuerait son œuvre de destruction ; si cela arrivait on pratiquerait des injections d'eau alcalinisée avec du bicarbonate de soude.

Le perchlorure de fer est beaucoup plus maniable que les précédents caustiques ; on peut le porter sur le point malade avec un stylet porte-ouate ou même en remplir le conduit auditif ; il ne produit ni réaction ni douleur.

Après un séjour de 15 à 20 minutes on retire le liquide en l'absorbant avec du coton hydrophile pendant que le malade redresse la tête qu'il avait tenue inclinée sur l'épaule opposée pendant le bain d'oreille, puis on sèche l'oreille.

Pendant plusieurs jours, les injections détachent des lambeaux noirâtres qui résultent de la mortification superficielle des granulations ; quand la région est détergée on peut renouveler, s'il est besoin, le même bain de perchlorure de fer.

ALCOOL RECTIFIÉ. — Politzer, qui recommande vivement les bains d'alcool, leur reconnaît les indications suivantes : « Ils conviennent de préférence : 1° pour faire disparaître les restes de polypes du conduit auditif du tympan ; 2° pour le traitement des polypes intratympaniques, qui ne peuvent que rarement être enlevés complètement par la voie chirurgicale et par suite récidivent si fréquemment ; 3° pour les granulations multiples du conduit auditif et du tympan ;

4° dans la prolifération diffuse, excessive, de la muqueuse de l'oreille moyenne ; 5° dans les cas où, par suite d'obstacles mécaniques dans le conduit auditif externe, l'enlèvement des polypes ne peut se faire avec l'instrument ; 6° pour éviter l'opération chez les individus qui la redoutent et chez les enfants où l'intervention opératoire se bute à de grandes difficultés et ne peut avoir lieu souvent que dans le sommeil narcotique. »

Avant de verser l'alcool dans l'oreille il faut la nettoyer avec une injection et la sécher avec de l'ouate hydrophile. Pour faire chauffer l'alcool il suffit de le verser dans une cuillère préalablement échauffée par immersion dans l'eau bouillante ou par exposition au-dessus d'une lampe. On remplit alors le conduit auditif de liquide qu'on laisse pendant quinze à vingt minutes ; on renouvelle l'opération plusieurs fois par jour.

Comme la sensation de brûlure est parfois assez vive, on recommandera au malade de l'étendre de moitié eau pour commencer et à mesure qu'il s'y habituera d'y ajouter de moins à moins d'eau de façon à arriver le plus rapidement possible à l'emploi de l'alcool rectifié pur.

L'action est d'autant plus rapide que le contact de l'alcool avec les tissus est plus long ; ceux-ci se resserrent comme une pièce anatomique que l'on fait durcir dans l'alcool.

Dans certains cas, nous avons employé les bains d'alcool pour tâcher de réduire le volume de polypes très vasculaires qui saignaient au moindre contact du stylet, avant de pratiquer l'opération ; dans plusieurs cas, il nous a semblé que ces bains avaient déterminé une congestion plus active du tissu néoplasique et dans un cas il s'est produit une véritable apoplexie, un épanchement sanguin dans l'épaisseur du polype ; il est vrai que le malade était albuminurique et qu'il n'y a eu, peut-être, qu'une affaire de coïncidence.

Quoi qu'il en soit, les bains d'alcool déterminent généralement une rétraction notable de la tumeur, une sorte de sclérose qui rend l'opération moins sanglante.

Mais l'action est lente et, suivant le volume des tissus à réprimer, c'est par semaines qu'il faut compter.

SYPHILIS AURICULAIRE

La syphilis peut déterminer, à toutes les périodes, des troubles de l'ouïe, soit par des manifestations siégant dans l'organe même, soit par des lésions portant sur les régions voisines.

Ainsi à la période secondaire, où les plaques muqueuses de l'isthme du pharynx s'accompagnent d'une congestion intense de la muqueuse de cette région, il n'est pas rare d'observer une obstruction tubaire très prononcée, produisant une surdité notable ; bien que la syphilis en soit la cause indirecte, il ne s'agit pas là d'une manifestation spécifique, mais d'une obstruction tubaire comme il s'en produit souvent dans le cours des pharyngites aiguës, quelle qu'en soit la cause : quelques douches d'air suffisent à rétablir la perméabilité du canal engoué, sans qu'il soit nécessaire d'instituer le traitement mercuriel. Indirecte aussi est la diminution de l'ouïe qui survient dans les cas d'adhérence du voile du palais à la paroi postérieure du pharynx ; le défaut de ventilation du pharynx supérieur et les troubles fonctionnels des muscles péristaphylins qui ouvrent la trompe expliquent suffisamment la pathogénie de la surdité dans ces cas.

Mais on doit regarder comme dus à la syphilis les cas où le rétrécissement de la trompe est consécutif à une ulcération spécifique de ce canal ou de son ouverture pharyngienne.

La première période de la syphilis peut se traduire par un chancre du pavillon, lésion très rare, ou de l'ouverture pharyngienne de la trompe d'Eustache lorsqu'il est inoculé par le cathétérisme avec une sonde préalablement infectée.

A la période secondaire les manifestations spécifiques consistent en condylomes du conduit auditif, otites moyennes consécutives aux lésions du pharynx et dans certains cas d'otites labyrinthiques.

Bien que les déterminations labyrinthiques soient beaucoup plus fréquentes à la période tertiaire, il existe de nombreux cas où elle est survenue à la période secondaire et quelques-uns où elle était contemporaine du chancre (Politzer, Charazac).

La syphilis héréditaire peut se manifester par des lésions auriculaires (Hutchinson) aussi bien que l'affection acquise ; elle apparaît alors de préférence vers l'âge de la puberté et quelquefois plus tôt.

La lésion spécifique du labyrinthe est de toutes les manifestations auriculaires la plus grave, car elle peut entraîner la surdité complète et irrémédiable.

Le début, souvent brusque, se traduit par des bourdonnements très intenses avec vertige qui rend la marche hésitante ou impossible, bientôt suivis d'une surdité très prononcée et quelquefois complète. Un signe qui, sans être caractéristique, a cependant une grande valeur, c'est l'absence de perception par les os du crâne : le son du diapason appliqué sur le sommet de la tête ou l'apophyse mastoïde n'est pas perçu alors que la perception aérienne peut ne pas être complètement abolie.

Grâce à un traitement approprié les bruits subjectifs, le vertige diminuent, puis disparaissent, tandis que la surdité s'améliore ou guérit quelquefois , mais persiste le plus souvent à un degré très prononcé. Cela dépend d'ailleurs de l'âge du sujet et aussi de la rapidité avec laquelle on a institué un traitement judicieux.

L'examen ne révèle quelquefois aucune lésion du tympan ou de l'oreille moyenne ; dans d'autres cas si la syphilis labyrinthique est apparue dans le cours d'une otite moyenne chronique suppurée ou non, on retrouve les lésions propres à ces affections.

Le diagnostic pathogénique a une importance capitale ; car de lui dépend un traitement approprié.

On prendra, comme nous l'avons dit, en grande considération la disparition de l'audition cranienne et la bilatéralité de l'affection qui est moins fréquente à la suite d'affections qui retentissent sur le labyrinthe (fièvre typhoïde, oreillons, leucocythémie, méningite cérébro-spinale, etc.) que dans la syphilis.

L'existence antérieure ou contemporaine de ces affections coïncidant avec le début des symptômes auriculaires permettra d'éliminer la syphilis.

La syphilis labyrinthique donnant lieu aux symptômes du vertige de Menière, le diagnostic avec cette dernière affection sera souvent impossible si on ne tient compte que des symptômes apparents.

S'il s'agit d'un enfant, où la syphilis héréditaire peut être soupçonnée, on recherchera s'il ne présente pas de la kératite et des lésions dentaires, qui avec la surdité constituent la triade d'Hutchinson.

Chez l'adulte, les commémoratifs peuvent mettre sur la voie d'une infection ancienne.

Quoi qu'il en soit, si un diagnostic ferme ne peut être posé, mais qu'il y ait seulement de fortes présomptions en faveur de la nature syphilitique de l'affection labyrinthique, il y a intérêt majeur à essayer le traitement spécifique qui ne saurait être nuisible dans les cas où la lésion serait indépendante de cette diathèse.

Traitement. — Si la surdité labyrinthique apparaît à la deuxième période de la syphilis il faut prescrire les préparations mercurielles : liqueur de Van Swieten, pilules de protoiodure d'hydrargyre, etc., frictions avec l'onguent napolitain.

Dans la syphilis tertiaire ou héréditaire l'iodure de potassium doit être prescrit à de fortes doses : 4, 6, 8 grammes ou davantage ; l'association des frictions mercurielles augmente l'énergie du traitement et le rend efficace, dans des cas où l'administration de l'iodure seul ne réussit pas. On peut du reste associer les deux agents dans une même formule comme dans le sirop de Gibert, de façon à faire varier les proportions d'iodure et de biiodure de mercure suivant les indications.

Indépendamment du traitement spécifique il est nécessaire d'associer d'autres agents qui ont donné de bons résultats.

Le plus employé est la pilocarpine que l'on peut administrer en injections sous-cutanées ou en pilules.

Delie d'Ypres prescrit les pilules suivantes :

```
Chlorhydrate de pilocarpine .   1 centigramme.
Extrait de digitale. . . . . .  5        —
Extrait de strophantus. . . .   2 milligrammes.
```

Pour une pilule. — En prendre une le soir en se couchant quatre heures après le repas. L'adjonction de la digitale et du strophantus n'est que pour remédier aux défaillances du cœur que la pilocarpine aggrave ou détermine chez certains sujets.

Cette formule pour les adultes devra être modifiée s'il s'agit d'un enfant et la réduction des doses appropriée à l'âge du sujet.

Les injections sous-cutanées plus fréquemment employées ont une action plus rapide et aussi plus certaine ; on peut commencer par injecter un demi-centigramme de pilocarpine chaque jour et augmenter s'il est besoin jusqu'à production d'une salivation abondante.

Cette médication est contre-indiquée chez les vieillards, les débilités, lés cachectiques, les sujets atteints d'affection cardiaque, la pilocarpine pouvant déterminer chez eux des défaillances ou des syncopes.

Cozzolino a remarqué que la pilocarpine améliorait l'audition dans les cas où les sons aigus étaient encore perçus, mais qu'elle ne faisait pas reparaître l'ouïe dans les cas où toute perception était abolie.

S'il existe une congestion intense de l'oreille moyenne ou du tympan il peut y avoir avantage à prescrire des révulsifs derrière l'oreille ou mieux des dérivatifs sur le tube intestinal.

L'électricité sous forme de courants continus a paru donner dans certains cas de bons résultats, mais les indications de son emploi n'ont pas encore été formulées d'une façon bien précise ; en tout cas c'est une arme dangereuse qu'il faut manier avec beaucoup de prudence si on ne veut pas aggraver les symptômes subjectifs déjà si pénibles.

Le traitement que nous venons d'indiquer ne s'applique qu'aux lésions syphilitiques du labyrinthe; s'il s'agit d'une obstruction tubaire, d'une otite moyenne consécutive à la pharyngite spécifique, le traitement à instituer est le même que si ces affections survenaient en dehors de cette diathèse; s'il existe en même temps des manifestations syphilitiques, il va sans dire qu'on prescrira le traitement mercuriel ou l'iodure suivant la période.

Il faut se rappeler en outre que la syphilis héréditaire joue un rôle important dans la persistance de l'otorrhée ; Wilde estime qu'un vingtième des vieilles otorrhées sont entretenues par cette diathèse ; un traitement spécifique fait alors disparaître très rapidement l'otite moyenne suppurée qui résistait aux autres méthodes de traitement.

TRAUMATISMES DE L'OREILLE

L'organe auditif peut être le siège de lésions traumatiques de siège et de nature variés. Nous passerons en revue les lésions qui peuvent atteindre chacune de ses parties.

Pavillon. — Le pavillon peut être atteint de plaies par instruments tranchants piquants ou de plaies par morsure, déchirure dont l'étendue et la topographie varient avec chaque cas ; nous ne ferons que signaler la division du lobule due au port de boucles d'oreilles trop lourdes.

Inutile de s'appesantir sur les variétés de siège et les symptômes de cette lésion.

Si la plaie est récente, après désinfection, on procédera à une suture minutieuse de la plaie, en veillant à ce que les lambeaux ne chevauchent pas suivant leur épaisseur.

Dans les plaies irrégulières contuses, il est à craindre que la réunion immédiate ne réussisse pas ; on ne tentera pas moins de l'obtenir en prenant des précautions d'antisepsie rigoureuse et en exerçant une compression légère, après suture, avec de l'ouate aseptique maintenue par des bandes de gaze.

Conduit auditif. — En dehors des fractures de la portion osseuse du conduit, les plaies siègent rarement dans ce canal si on en élimine les petites plaies ou excoriations qu'un nettoyage imprudent avec une tige métallique peut provoquer. Nous avons cité un cas de déchirure du conduit sous l'influence d'un effort puissant (Soc. d'otol. de Paris, 1893) ; mais c'est là un fait exceptionnel.

Ces petites plaies du conduit, sans importance par elles-mêmes, présentent cependant l'inconvénient d'ouvrir une voie d'inoculation aux microbes que contient le cérumen à l'état normal et d'être le point de départ d'abcès ou de furoncles du conduit.

Le traitement des plaies du conduit se bornera, après désinfection avec le sublimé au 1/1000ᵉ, au tamponnement avec de la gaze iodoformée pratiqué sous le contrôle du spéculum et du miroir frontal.

TYMPAN. — Outre les plaies par traumatisme direct, le tympan peut encore se déchirer, et le cas est fréquent, sous l'influence de la compression de l'air dans le conduit auditif (soufflet appliqué sur l'oreille) ou d'un son très intense (coups de canon, détonation de mines, etc.).

Le malade perçoit une sensation de craquement suivie de vertiges, bourdonnements et d'un écoulement sanguin plus ou moins abondant ; par la douche d'air on constate le souffle de perforation.

A l'examen direct on constate l'existence d'une ou deux plaies, à bords ecchymotiques, siégeant dans la moitié inférieure de la membrane quand la plaie est le résultat de vibrations aériennes, et dans le segment postérieur quand la plaie est produite par un instrument piquant, car c'est la région la plus accessible aux corps introduits directement dans le conduit.

Nous faisons abstraction des traumatismes du tympan qui accompagnent la fracture du crâne, les corps étrangers ou les plaies chirurgicales, que nous avons étudiés à part. Généralement les plaies du tympan se cicatrisent seules et très rapidement, si un traitement maladroit ne vient pas contrarier la réunion ; il faut donc éviter les injections, les instillations ; on se bornera à antiseptiser le conduit avec un stylet armé d'ouate imbibée d'une solution antiseptique, puis on fermera l'oreille avec une boulette d'ouate ; on peut, dans certains cas, toucher le tympan avec du salol camphré ou insuffler très peu d'iodoforme en poudre.

Si la plaie est infectée, il ne tarde pas à se développer une otite moyenne aiguë suppurée qui s'oppose à la réunion des bords de la plaie qui prend les caractères de la perforation pathologique ; dès lors, il est impossible de reconnaître la nature traumatique de la lésion.

Le traitement à instituer est celui de l'otite suppurée ordinaire.

Dans quelques cas, dont deux signalés par Hartmann, la blessure du tympan avec une aiguille à tricoter a été suivie de syncope, de vomissements et de vertiges très intenses qui ont duré plusieurs jours ; cet auteur admet que dans ces cas il y a eu dislocation de la chaîne ou même lésion de l'oreille interne. Dans un cas de Schwartze il y eut un écoulement de liquide cérébro-spinal très abondant qui dura huit jours.

Le traitement consistera dans le repos le plus absolu, loin de tout bruit ; s'il y a des vomissements, donner de la glace, du lait froid par petites quantités ; le bromure de potassium pourra rendre des services en atténuant le vertige si violent qui accompagne ces traumatismes.

Les traumatismes par armes à feu sont, le plus souvent, dus aux tentatives de suicide.

La balle peut se loger soit dans l'apophyse mastoïde, soit dans la paroi interne de la caisse, dans le voisinage de la portion verticale du facial, soit en avant près du canal carotidien.

Les symptômes essentiellement variables dépendent du siège du corps vulnérant. La balle peut rester en place sans provoquer d'accidents graves; dans d'autres cas, les symptômes de réaction ou les phénomènes cérébraux obligent le chirurgien à en pratiquer l'ablation.

On diagnostique le siège exact du corps métallique avec l'explorateur de Trouvé.

Quant au mode d'intervention, s'il y a indication absolue d'opérer, il dépend de circonstances multiples propres à chaque cas.

Il est encore une lésion traumatique, inconnue dans notre pays, à laquelle Heimann de Varsovie a consacré un excellent article (*Ann. de mal de l'oreille*, 1893), c'est la destruction d'une partie du tympan avec des caustiques chimiques violents, tels que les acides sulfurique, azotique, phénique, dans le but d'être exempté du service militaire, en raison de l'affection auriculaire provoquée ; il nous suffira de signaler le fait pour, qu'au cas échéant, on ne soit pas pris au dépourvu.

AFFECTION DES TROMPES D'EUSTACHE

Obstruction aigue des trompes. — L'inflammation aiguë des trompes n'est jamais idiopathique ; elle est toujours consécutive à une lésion analogue de la muqueuse du nez ou du pharynx ou des amygdales buccales. Même dans les fièvres éruptives où les déterminations auriculaires ne sont pas rares, on trouve le plus souvent des lésions du rhino-pharynx (Wendt) dont l'otite moyenne n'est le plus souvent que la résultante.

Pour faire l'historique des inflammations aiguës des trompes, il faudrait décrire toutes les inflammations de la muqueuse du rhino-pharynx et les hypertrophies si fréquentes du tissu lymphatique que l'on y rencontre.

L'obstruction aiguë des trompes constitue la première étape de l'otite moyenne aiguë catarrhale ou suppurée ; si l'on interroge les malades sur l'affection qui a précédé la maladie de l'oreille, neuf fois sur dix ils accusent ou un coryza, ou une amygdalite ou une pharyngite aiguë ; il faut excepter de cette règle les cas d'affections générales telles que les fièvres éruptives, tuberculose, syphilis et encore, dans cette dernière, l'obstruction est généralement la conséquence d'une pharyngite secondaire ; ces affections générales peuvent se localiser d'emblée sur l'oreille moyenne ou l'oreille interne, bien que ce soit loin d'être la règle.

L'étiologie de la salpingite d'Eustache est donc ramenée à celle des maladies du nez et du pharynx ; aussi dans l'immense majorité des cas trouve-t-on le froid ou courant d'air comme cause déterminante.

Les symptômes de cette affection sont si peu accusés qu'ils passent inaperçus pour bien des malades qui l'attribuent à l'affection primordiale : sensation de gêne, de plénitude dans l'une des oreilles, bruit de râles muqueux quand le sujet se mouche, légère surdité ou résonance de la voix de ce côté.

Après un effort d'expiration ou l'expérience de Valsalva on sent l'air pénétrer dans l'oreille et la plénitude ressentie de ce côté disparaît momentanément.

L'examen du tympan ne révèle pas encore un enfoncement prononcé, mais la région de la membrane de Schrapnell est congestionnée et le manche est longé en arrière par un vaisseau très dilaté.

A un degré plus prononcé, on assiste à l'éclosion de l'otite moyenne aiguë : douleurs lancinantes dans l'oreille, surdité plus accusée, etc.

Généralement l'obstruction aiguë disparaît spontanément dès que l'affection primitive, coryza ou angine, est guérie ; mais il est des cas, nombreux encore, où l'obstruction persiste et nécessite un traitement.

Le mode d'intervention le plus actif est l'insufflation d'air avec la poire de caoutchouc ; on commence par la méthode de Politzer qui réussit souvent, au moins au début, à désobstruer le canal tubaire : si elle échoue, il faut recourir au cathétérisme de la trompe d'Eustache.

Dans un cas où l'obstruction unilatérale fut consécutive à une amygdalite, le cathétérisme ne réussit qu'en faisant déglutir une gorgée d'eau au moment où la poire était vivement pressée, tant le gonflement de l'ouverture pharyngienne de la trompe était notable.

Assez souvent, une seule séance d'insufflation suffit pour dissiper les symptômes pénibles ; s'ils reparaissent, on renouvelle l'intervention jusqu'à ce que la perméabilité de la trompe soit persistante.

On activera du reste le dégorgement de la muqueuse tubaire en traitant par des moyens appropriés les affections du nez et de la gorge : irrigations, pulvérisations, insufflations de poudre, etc.

Si une obstruction aiguë n'est pas traitée convenablement, la trompe peut rester rétrécie pendant des mois et des années, entraînant des modifications importantes dans les organes délicats de l'oreille moyenne ; d'où surdité plus ou moins prononcée. On ne saurait donc prêter une trop grande attention à cette lésion si bénigne en apparence, de laquelle dépend l'avenir de l'audition, surtout chez les jeunes enfants qui ne savent pas dénoncer le siège du mal.

OBSTRUCTION CHRONIQUE, RÉTRÉCISSEMENT DES TROMPES D'EUSTACHE. — L'obstruction chronique de la trompe peut se présenter dans deux conditions pathogéniques différentes : ou bien il s'agit d'une obstruction aiguë qui, faute de traitement, a persisté, ou bien le gonflement inflammatoire est chronique parce qu'il existe dans le nez et le pharynx des altérations persistantes qui entretiennient la congestion de la muqueuse.

Cette division clinique paraît subtile et cependant elle présente un certain intérêt pratique ; tandis que, dans le premier cas, une ou quelques insufflations suffisent pour remettre les choses en l'état, dans le second la guérison ne peut être obtenue qu'après la disparition de la lésion du rhino-pharynx.

L'obstruction chronique est très fréquente chez les enfants parce que le coryza, la rougeole sévissent à cet âge et ce sont là les causes les plus puissantes d'obstruction avec les amygdalites chroniques et les végétations adénoïdes : les premières affections provoquent une inflammation aiguë des trompes, qui disparaît si on intervient, tandis que les secondes entretiennent une congestion persistante de cette muqueuse qui rend le traitement de l'obstruction sinon inefficace, du moins peu durable dans ses effets.

On rencontre fréquemment, chez des enfants, des obstructions tubaires qui persistent depuis deux, trois, cinq ans et même plus ; chez l'adulte au contraire, les troubles auriculaires obligent généralement les malades à ne pas attendre une si longue période avant de consulter ; des durées de quelques mois à un ou deux ans ne sont pas exceptionnelles.

Enfin l'obstruction peut durer depuis un grand nombre d'années avant que le malade, par insouciance ou impossibilité, songe à se soigner ; ce n'est plus que lorsque l'otite sèche hyperplasique a déterminé des troubles profonds de l'ouïe que l'intervention du médecin est réclamée. L'immense majorité de ces otites sèches, pour ne pas dire toutes, sont consécutives à de la pharyngite supérieure chronique, ou à des végétations adénoïdes méconnues qui, soignées à temps, n'auraient pas eu de si fâcheuses conséquences sur l'oreille moyenne.

On ne saurait donc prêter une trop grande attention à ces affections qui, sous un aspect si bénin, si insidieux, ont des conséquences si graves pour l'avenir.

Le rétrécissement tubaire peut être généralisé à toute l'étendue de la portion cartilagineuse ou être limité à une zone étroite, une bride ; il résulte, soit de l'inflammation chronique de la muqueuse suivie de rétraction, soit de brides ou d'un tissu cicatriciel, résultant de la guérison d'une ulcération (syphilis tertiaire).

Les symptômes subjectifs consistent en surdité plus ou moins forte, bruits subjectifs, quelquefois du vertige ; il arrive parfois que, brusquement, l'audition devient normale après un bâillement, l'action de se moucher, mais l'amélioration n'est le plus souvent que passagère.

Les symptômes objectifs sont les suivants : enfoncement notable ou considérable du tympan, dont la couleur peut être normale, mais le plus souvent est rosée ; le manche beaucoup plus en relief est très incliné et peut même prendre une position presque horizontale ; les plis, surtout le postérieur, forment des cordes saillantes qui aboutissent à l'apophyse externe projetée en dehors.

Cet aspect du tympan est presque pathognomonique de l'obstruction chronique de la trompe et si, pendant que le malade se présente de profil pour l'examen de son oreille, on le voit conserver la bouche ouverte pour respirer, on peut affirmer presque à coup sûr l'existence de végétations adénoïdes (les polypes des fosses nasales ou les déviations de la cloison sont rarement assez prononcées dans le jeune âge pour nécessiter la respiration buccale).

Nous n'insisterons pas sur les modifications de structure qu'imprime à l'oreille moyenne une obstruction de longue durée : gonflement, épaississement de la muqueuse, diminution de mobilité des osselets, enfoncement de la base de l'étrier dans la fenêtre ovale, formation de ponts, brides muqueux ou épaississement de ceux qui existent à l'état normal, etc.

Ce qu'il importe de retenir, c'est que le défaut de perméabilité de la trompe, durant depuis plusieurs années, entraîne des lésions persistantes, longues et difficiles à combattre que le rétablissement du canal tubaire ne fait pas disparaître immédiatement.

Traitement. — Il y a lieu de distinguer les

cas où il n'existe aucune lésion du rhino-
pharynx, de ceux où on constate des altérations chroniques.

Je suppose qu'il s'agit d'un enfant qui,
après la rougeole, — cet exemple est fréquent
en clinique — présente une légère diminution de l'ouïe qui augmente peu à peu jusqu'au jour où les parents ne mettent plus
sur le compte de la distraction ou du manque
d'attention du sujet la nécessité de faire
répéter les questions qu'on lui pose ; quand
on constate nettement la surdité, le début
de l'affection remonte souvent à plusieurs
mois ou années.

Dès la première douche d'air, l'audition
reparaît avec son acuité normale ; il peut
même y avoir de l'hyperacousie momenta-
née. Le bénéfice de l'intervention peut être
définitif, mais ordinairement, l'acuité auditive diminue le jour même ou le lendemain.

En pareil cas, il faut renouveler l'insufflation tous les jours pendant une semaine par
exemple ou même tous les deux jours suivant les cas, en laissant un intervalle de
plus en plus grand entre les séances d'insufflation, à mesure que l'amélioration est
plus persistante.

Chez l'adulte, bien que l'on puisse assister à une véritable résurrection du sens auditif, l'amélioration est moins instantanée, moins frappante que chez les enfants ; l'acuité augmente progressivement jusqu'au retour à l'état normal, à moins qu'il n'y ait des lésions profondes de l'oreille moyenne.

Pour aérer la caisse on doit commencer par employer le procédé de Politzer, quitte à recourir au cathétérisme s'il ne réussit pas à faire pénétrer l'air dans la cavité de l'oreille moyenne.

Le cathétérisme peut même, suivant Hartmann, permettre de diagnostiquer le siège de l'obstruction ; si en effet l'air ne pénètre avec le procédé de Politzer qu'avec une forte pression et qu'il suffise d'une pression beaucoup moindre, si l'insufflation est faite par le cathéter, c'est que l'obstruction siège à l'orifice pharyngien de la trompe ; le bec de la sonde pénétrant au delà de l'obstacle, l'air pénètre dans la caisse sans difficultés.

Si la sécrétion tubaire est abondante, visqueuse, adhérente, l'air éprouve une certaine résistance pour pénétrer plus avant ; on peut employer le procédé recommandé par Lowenberg et qui consiste à aspirer la sécrétion avec une poire adaptée au cathéter ; on retire celui-ci pour chasser les mucosités qui le remplissent, puis on le réintroduit pour pratiquer la douche d'air.

On peut modifier l'état de la muqueuse tubaire par des instillations avec des solutions astringentes.

Hartmann conseille la solution de sulfate de zinc à 1 gramme pour 100 ou 200 grammes d'eau distillée dans les cas récents, ou une solution de nitrate d'argent : 0,50 centigrammes pour 10 à 30 grammes d'eau distillée ou encore la solution suivante : iode métalloïdique 0,30 centigrammes, iodure de potassium 3 grammes, glycérine neutre 10 à 30 grammes d'eau.

On verse 5 à 6 gouttes de solution dans le cathéter mis en place, le malade ayant la tête rejetée en arrière, puis on pratique une douche d'air à une faible pression pour que le liquide ne soit pas projeté dans la caisse du tympan où il provoquerait une réaction inflammatoire intense.

Nous employons avec avantage l'huile de vaseline pure ou iodoformée, préconisée par Delstanche, qui peut être poussée jusque dans la caisse sans le moindre inconvénient ;

elle est du reste souvent indiquée quand existe un enfoncement du tympan que les douches d'air ne peuvent faire disparaître à cause des brides ou adhérences qui retiennent la membrane.

Quand le rétrécissement est très marqué et que les douches d'air restent sans résultat, il y a indication de dilater le canal. On se sert pour cela de bougies en gomme ou en baleine dont l'extrémité légèrement olivaire peut être plus ou moins grosse.

Les bougies en gomme sont trop flexibles et elles se replient sur elles-mêmes au lieu de forcer le canal rétréci ; les bougies en baleine au contraire, plus rigides, conviennent mieux à la majorité des cas ; Politzer recommande les bougies en corde de boyau que l'on peut imbiber d'une solution concentrée de nitrate d'argent qu'on laisse sécher avant d'introduire l'instrument dans la trompe à cautériser.

Les tiges fines de laminaria sont à rejeter parce que leur extraction, quand elles sont gonflées, est très douloureuse, expose à déchirer la muqueuse ou à laisser une parcelle de la tige dans le canal tubaire.

Nous ne ferons que mentionner la galvano-caustique chimique expérimentée par Mercié, Baratoux, Gellé ; les résultats obtenus ne sont pas assez probants pour que cette méthode remplace la dilatation progressive qui est la méthode de choix et la plus simple.

Comme pour l'urèthre, on essaye de franchir le rétrécissement en se servant de bougies de calibres différents ; dès que l'une d'elles a réussi, on la laisse en place pendant cinq, dix minutes et on la remplace par un numéro plus fort ; on arrive assez rapidement à rendre le canal perméable à l'air.

Les bougies doivent porter des divisions en demi-centimètres à partir du point où elles affleurent le pavillon du cathéter ; on peut juger ainsi à quelle profondeur elles pénètrent dans la trompe et on ne s'expose pas à les enfoncer dans l'oreille moyenne où elles pourraient causer quelques dommages. D'ailleurs, il est inutile de pousser le dilatateur au delà de l'isthme de la trompe de forme elliptique dont les diamètres sont : 1 millimètre pour le petit et 2 millimètres pour le grand ; l'isthme qui correspond à l'union des portions osseuse et cartilagineuse est à environ 25 millimètres de l'ouverture pharyngienne.

Dans la grande majorité des cas d'obstruction chronique des trompes, il existe des lésions du nez ou du pharynx. Du côté du nez on rencontre surtout : la rhinite chronique, l'hypertrophie des cornets inférieurs, des polypes muqueux ; du côté du pharynx : des végétations adénoïdes, l'hypertrophie des amygdales buccales et la pharyngite chronique.

Certains auteurs expliquent l'obstruction de la trompe par la compression qu'exercerait l'amygdale ou la queue du cornet inférieur hypertrophiée sur le canal tubaire ; cette compression, qui du reste n'a pas été démontrée, est peu admissible ; il est plus probable que ces lésions entretiennent la congestion de la muqueuse tubaïre à cause du voisinage, de la continuité des tissus et de la communauté de vascularisation ; les végétations adénoïdes, qui sont d'une extrême fréquence, donnent lieu aux mêmes considérations (amygdale tubaire de Gerlach).

Cette pathogénie de la salpingite d'Eustache chronique explique pourquoi le traitement contre l'obstruction ne donne pas de résultats durables, tant qu'une intervention n'est pas dirigée contre les lésions du nez ou du pharynx.

Aussi faut-il diriger le traitement contre les inflammations ou les néoplasies de ces cavités, avant de pratiquer les douches d'air.

Comme causes rares de l'obstruction chronique, il nous suffira de signaler : les déviations considérables de la cloison ou les tumeurs malignes des fosses nasales, l'imperforation des choanes, les adhérences du voile du palais avec la paroi postérieure du pharynx à la suite d'ulcérations tertiaires, les polypes fibreux, la paralysie ou la division du voile du palais, etc.

VERTIGE AURICULAIRE

Pour rester sur le terrain de la pratique, nous nous bornerons à indiquer les diverses conditions dans lesquelles ce symptôme si fréquent se présente dans les affections de l'oreille.

Comme pathogénie on peut admettre que le vertige apparaît toutes les fois qu'il existe dans le labyrinthe et particulièrement dans les canaux semi-circulaires un trouble circulatoire, anémie ou hyperhémie, ou que la pression du liquide périlymphatique augmente dans des proportions extra-physiologiques.

Le vertige physiologique, le vertige réflexe peuvent s'expliquer par des modifications dans la circulation labyrinthique ou des modifications dans la pression de la pérylymphe, sous l'influence de l'excitation des vaso-moteurs ; c'est un symptôme très fréquent, car il existe dans un grand nombre d'affections étrangères à l'organe de l'ouïe.

Les affections de l'oreille qui s'accompagnent de vertige peuvent siéger dans l'une des trois parties de cet organe.

Les corps étrangers du conduit, les bouchons cérumineux donnent parfois lieu au vertige, soit par excitation de ce canal, soit par la pression qu'ils exercent sur le tympan ; dans cet ordre de cas nous citerons notamment la pénétration des insectes vivants dans le méat qui donne lieu à des bruits subjectifs très intenses et à un vertige parfois très accentué.

En ce qui concerne le tympan, les maladies ou lésions de cette membrane s'accompagnent assez souvent du symptôme qui

nous occupe. Les plaies ou déchirures acci-
dentelles du tympan, le contact d'un corps
dur, les injections pratiquées avec trop de
violence, surtout avec un liquide froid, donnent lieu au vertige dans la plupart des cas ;
il en est de même de l'enfoncement pathologique ou expérimental du tympan ; il est
vrai que, dans ces cas, c'est plutôt le jeu
de la chaîne des osselets qui est en cause.

Le vertige présente même une valeur
diagnostique si, en comprimant l'air dans
le conduit auditif, on provoque ce symptôme
facilement ; il indique alors que la chaîne
des osselets est mobile et que la base de
l'étrier est libre dans la fenêtre ovale ; c'est
l'épreuve des pressions centripètes de Gellé.

Les affections de l'oreille moyenne constituent des causes fréquentes de vertige ;
dans les cas où la caisse est remplie de liquide,
ce symptôme est dû à la compression exercée
par la base de l'étrier sur le labyrinthe et
par le défaut de mobilité de la membrane
de la fenêtre ronde, encombrée par l'exsudat
ou des néoplasies conjonctives.

Dans les otites non sécrétoriques ou après
la guérison d'une otite moyenne catarrhale
ou suppurée, le vertige est déterminé par

l'épaisissement des replis muqueux normaux ou des brides de nouvelle formation qui maintiennent en attitude vicieuse soit le marteau ou l'enclume, soit directement l'étrier dans le fond de la fosse ovale.

La pression exercée sur l'apophyse externe du marteau et surtout l'extraction des osselets déterminent un vertige violent qui dans ce dernier cas peut durer plusieurs jours ou plusieurs semaines (opération de Stacke). L'extraction de l'étrier (opération de Kessel) provoque le plus souvent ce symptôme à un degré extrême.

Les traumatismes accidentels atteignant les osselets donnent immédiatement lieu à un vertige des plus pénibles et à des bourdonnements très intenses qui peuvent persister longtemps.

Ce symptôme est surtout marqué quand le labyrinthe est atteint ; plaie par instruments piquants, par armes à feu, par fracture du rocher, etc.

Les hémorragies dans le labyrinthe donnent lieu à un vertige apoplectiforme qui est décrit sous le nom de maladie de Menière. Il ne s'agit pas dans tous les cas de vertige de Menière, d'une affection aussi grave que celle qu'a décrite cet auteur, puisqu'elle fut suivie de mort au bout de quelques jours, mais d'une altération du labyrinthe qui s'accompagne des trois symptômes suivants : vertige, bourdonnements et surdité rapide ou progressive.

Le vertige dans cette affection provoque la chute du sujet, sans qu'il y ait perte de connaissance, les bourdonnements sont très violents et la surdité augmente à chaque accès jusqu'à ce qu'elle soit complète.

Nous ne ferons que rappeler que le vertige apparaît dans le cours de nombreuses affections du cerveau et du cervelet, dans les maladies dyscrasiques comme la goutte, l'albuminurie, la chlorose ou les pertes de sang abondantes, dans certaines affections d'organes éloignés : estomac, larynx, utérus, etc.

Si un examen minutieux de l'oreille et une analyse méthodique des symptômes qui l'accompagnent permet de rejeter l'origine auriculaire du vertige, il faudra en rechercher la cause dans les affections générales ou des organes éloignés que nous venons de citer.

Nous n'avons point la prétention dans ce court article d'indiquer en détails toutes les affections où il apparaît, mais seulement d'indiquer celles de l'oreille où il est le plus fréquemment observé.

Traitement. — Si on en excepte le vertige de Menière qui constitue une entité morbide, le vertige, qu'il soit isolé ou accompagné de bourdonnements et d'un degré plus ou moins prononcé de surdité (complexus de Menière) n'est qu'un symptôme et non une maladie particulière ; aussi, dans la généralité des cas le traitement qui lui est applicable n'est que le traitement de l'affection qui le provoque.

S'il existe une obstruction du conduit auditif par un bouchon cérumineux ou un corps étranger, il faut enlever ceux-ci ; si les injections pratiquées pour combattre l'otorrhée déterminent du vertige, malgré toutes les précautions que l'on peut prendre, on doit cesser ce mode de traitement et recourir au pansement sec.

Un épanchement séro-muqueux ou purulent de la caisse nécessitera la paracentèse si les insufflations d'air ou les injections de vaseline liquide iodoformée par la trompe ne diminuent pas son abondance.

La douche d'air suffit le plus souvent, quand il s'agit d'une obstruction tubaire récente, consécutive à une pharyngite aiguë ou à un catarrhe de cette région d'origine rubéolique par exemple. A moins qu'il n'y ait un rétrécissement tubaire très marqué et ancien, nécessitant le passage de bougies dilatatrices, les douches d'air répétées auxquelles on adjoint des instillations de vaseline liquide ou de solutions médicamenteuses suffisent ordinairement à faire disparaître l'enfoncement du tympan qui donne lieu au vertige.

Pour ne pas répéter le traitement des otites catarrhales ou scléreuses, des traumatismes de l'oreille, etc., nous renvoyons aux articles qui concernent ces affections.

Le vertige de Menière vrai qui est dû à une altération du labyrinthe sans participation de l'oreille moyenne est justiciable d'un traitement particulier.

Charcot ordonne le sulfate de quinine à la dose de 0,40 à 0,60 centigrammes par jour, par paquets ou pilules de 0,10 centigrammes. Au bout d'une semaine on augmente de façon à arriver à la dose de 1 gramme par jour si le médicament est bien toléré. Après une période de repos de quinze jours, le traitement est repris dans les mêmes conditions et continué ainsi pendant des mois.

Efficace contre le vertige, le sulfate de quinine présente le grand inconvénient d'augmenter les bruits subjectifs et la surdité.

Le salicylate de soude peut être indiqué quand le vertige n'est pas très intense et qu'il existe plutôt un état vertigineux qui rend la marche hésitante sans provoquer pourtant la chute du malade ; la dose variera, suivant la susceptibilité du malade à l'égard de cet agent, de 1 à 4 grammes par jour.

Il est des personnes qui, même avec de faibles doses, sont incommodées par les bourdonnements que provoque le salicylate de soude.

L'iodure de potassium à la dose de 0,50 à 1 gramme ou même plus, s'il s'agit d'un syphilitique, peut donner de bons résultats.

La pilocarpine en injections sous-cutanées est employée par nombre d'auteurs avec des résultats très variables. Ainsi Politzer fait des injections avec une solution de chlorhydrate de pilocarpine au 1/50ᵉ ; il commence par la dose de trois à quatre gouttes et augmente, si la salivation ne se montre pas en moins de dix minutes, jusqu'à ce que l'effet désiré soit obtenu.

Les injections faites tous les jours ou tous les deux jours sont continuées pendant un mois, s'il ne survient aucune contre-indication.

Hagen emploie une solution d'azotate de strychnine dont il injecte 1 milligramme de produit actif sous la peau ; Gruber, Urbantschitsch prescrivent la noix vomique en teinture pour stimuler l'activité du nerf auditif.

Les courants continus donnent de bons résultats dans certains cas, à la condition d'employer de très faibles intensités pendant quelques minutes seulement ; dans d'autres cas, ils ont augmenté les bourdonnements.

Comme hygiène générale, le malade évitera tout ce qui peut congestionner la tête : boissons alcooliques, travail intellectuel exagéré, fatigues, veilles prolongées, réplétion de l'estomac ou digestion laborieuse, constipation opiniâtre, etc. A l'âge de la ménopause des purgatifs périodiques et le bromure de potassium. atténueront dans une grande mesure les bouffées de chaleur qui incommodent tant de femmes.

Si le vertige est symptomatique d'une affection des centres nerveux ou d'un organe éloigné comme l'estomac, ou d'un état dyscrasique (albuminurie, chlorose, etc.), le traitement à prescrire dépend de la nature de la maladie dont le vertige n'est qu'un des symptômes.

PROPHYLAXIE DES MALADIES DE L'OREILLE

L'étude pathogénique des affections de l'oreille permet de formuler quelques indications touchant la prophylaxie de ces maladies ; non pas qu'une observation rigoureuse des préceptes hygiéniques puisse faire disparaître les lésions fonctionnelles de cet organe, ce serait trop demander, mais diminuer leur fréquence, atténuer leur gravité, cela est possible.

Du côté du conduit auditif, les affections les plus fréquentes sont l'otite externe circonscrite comme les furoncles, les abcès glandulaires et les bouchons cérumineux.

Le furoncle survient très fréquemment à la suite d'une érosion de la peau, avec un corps dur, comme une épingle, un bout d'allumette, etc. ; que le besoin du grattage soit sollicité par un prurit de la région dû, soit à l'eczéma, le pityriasis, une lamelle sèche de cérumen ou simplement par inoccupation, le résultat est le même ; cependant si le méat est le siège d'une altération antérieure comme l'ezéma, la furonculose aura beaucoup plus de facilité à se produire parce que la région est déjà infectée.

Il faut donc veiller à ne jamais introduire un corps rugueux, hérissé d'aspérités, malpropre, mais si le prurit est trop vif, se borner à secouer le conduit avec l'extrémité du petit doigt, ou à la rigueur se servir d'un corps arrondi, lisse, qui ne puisse point blesser, érailler l'épiderme. Il est certes préférable pour calmer la démangeaison de lotionner la région avec un peu d'eau tiède portée dans le conduit avec un petit tampon d'ouate, qui ne saurait avoir aucun inconvénient ; d'ailleurs, si le conduit est le siège d'une affection prurigineuse spontanée, il faut la traiter rigoureusement.

L'usage de la petite éponge lave-oreille est détestable quand on l'emploie couramment ; assez volumineuse pour remplir le conduit, elle ne sert souvent qu'à refouler le cérumen qui vient s'accumuler dans le fond du canal ; aussi trouve-t-on fréquemment des bouchons cérumineux chez des gens qui sont très soigneux et qui se lavent fréquemment l'oreille.

Instruit par une première expérience, car les bouchons cérumineux récidivent, il est préférable que le malade se fasse donner une injection d'eau tiède, s'il y a des présomptions en faveur de l'existence d'un bouchon, que de recourir à ces lavages plutôt nuisibles qu'utiles.

Pour ce qui concerne les corps étrangers de l'oreille, la question est assez délicate à exposer, car c'est mettre en cause des confrères qui n'ont aucune notion d'otologie. Il faut cependant établir en principe qu'on ne doit jamais chercher à extraire un corps étranger par les moyens directs (stylet, crochets, pinces) avant d'avoir essayé les injections d'eau tiède, si le corps n'est pas susceptible de se gonfler par imbibition comme les pois secs, haricots, liège, etc., ou, s'il s'agit de ces derniers, les injections avec de l'huile tiède que l'on a toujours sous la main.

Si cela ne suffit pas et qu'il faille recourir

à des moyens directs, on ne doit jamais introduire un instrument dans le conduit sans le contrôle de la vue qui doit apprécier la profondeur à laquelle il pénètre, la région qu'il explore.

Si on usait toujours de ces précautions, on ne verrait pas ces contusions graves du conduit, la déchirure du tympan et la propulsion du corps étranger dans le fond du canal, quand il n'est pas poussé jusque dans la caisse.

Il vaut beaucoup mieux s'abstenir que de faire des tentatives désespérées pour extraire un corps étranger qu'on ne peut voir, faute d'instruments convenables ; c'est affaire de l'auriste.

A l'état normal, comme à l'état pathologique, on ne doit jamais faire pénétrer d'eau froide dans l'oreille, car on s'expose ainsi à de l'otite externe ou à une myringite aiguë ; si on veut prendre des bains à eau courante, il est facile d'empêcher la pénétration du liquide en fermant le méat avec une boulette d'ouate ordinaire (jamais hydrophile qu absorbe l'eau) que l'on peut imbiber d'un corps gras : huile, vaseline, axonge, etc.

L'exposition de l'oreille à un courant d'air

intense peut produire les mêmes lésions que l'eau froide et même déterminer de la paralysie faciale.

Avec les affections de l'oreille moyenne nous rentrons dans la classe des maladies les plus fréquentes et aussi les plus graves non seulement pour l'audition, mais encore pour l'existence.

Un coup d'œil sur l'étiologie des otites moyennes nous apprend qu'en dehors des otites secondaires, aux fièvres éruptives : rougeole, variole, scarlatine, fièvre typhoïde, aux affections des méninges ou aux maladies générales comme la tuberculose, la syphilis, la presque totalité des otites moyennes est secondaire aux inflammations aiguës ou chroniques des muqueuses du nez et du pharynx.

Et même dans les fièvres éruptives, à part les cas où le labyrinthe est atteint en même temps que la caisse, il est très probable que l'otite moyenne succède à l'inflammation du pharynx supérieur ; Wendt y a toujours trouvé des lésions à l'autopsie des individus morts de ces maladies.

Il y a donc un intérêt primordial de surveiller de près l'oreille, quand apparaît un coryza, une pharyngite, une amygdalite aigus; c'est de trois à huit jours après le début de ces affections qu'apparaît l'otite moyenne précédée de quelques signes précurseurs qui éveillent l'attention de l'individu qui observe un peu ses sensations.

Pendant un ou plusieurs jours il existe une sensation de gêne dans l'oreille, de plénitude ; l'ouïe est moins fine, il peut même survenir des bourdonnements, de l'autophonie, qui indiquent que la trompe est obstruée et que la muqueuse de l'oreille moyenne est fortement congestionnée. A cette période la partie supérieure du tympan et le manche sont d'un rouge vif ; la sécrétion pathologique est encore confinée dans la trompe, et ne tardera pas à gagner la caisse si on n'intervient pas.

Si le malade vient consulter à cette période, il suffira le plus souvent d'une ou plusieurs douches d'air pour faire rétrocéder l'inflammation et éviter une otite moyenne aiguë.

Chez les enfants atteints de végétations adénoïdes les signes prémonitoires se présentent longtemps avant l'apparition de l'otite, à moins qu'un refroidissement très intense ne donne lieu à une inflammation très aiguë du tissu adénoïdien de la gorge ou du pharynx ; ils se plaignent de temps à autre d'une douleur dans une oreille, plus rarement dans les deux à la fois, douleur qui disparaît au bout de quelques heures ou quelques jours sans laisser de traces autres qu'un peu de surdité plus ou moins durable. Si on n'opère pas ces jeunes malades, il y a de grandes craintes pour qu'ils soient atteints d'une otite moyenne catarrhale ou suppurée, à une échéance plus ou moins éloignée. Heureux s'ils s'en tirent avec une obstruction tubaire ou une otite catarrhale chronique.

Ce que nous venons de dire des végétations s'applique aussi à l'hypertrophie des amygdales qui coïncide très fréquemment avec la première affection.

Il importe donc à la moindre menace du côté des oreilles d'examiner la gorge, le pharynx supérieur et d'opérer, s'il y a lieu, pour éviter ces poussées congestives qui aboutissent souvent à une inflammation aiguë.

Chez l'adulte on retrouve les mêmes lésions que chez l'enfant : coryza, pharyngite, amygdalite aiguës, végétations adénoïdes, catarrhe de la bourse de Luschka, etc. ; la pathogénie et la marche de l'inflammation sont les mêmes que chez le jeune sujet, aussi n'y reviendrons-nous pas.

L'otite aiguë suppurée survient-elle, on ne saurait donner de conseil plus néfaste que celui de temporiser, d'attendre parce que l'affection est sans gravité, n'altère pas sensiblement l'état général.

Il faut s'élever contre de pareilles assertions qui sont erronées, car une suppuration de l'oreille moyenne, non seulement compromet gravement l'audition, mais encore peut menacer l'existence. Les chances de guérison seront d'autant plus grandes que l'on opposera un traitement rationnel de meilleure heure ; il n'est plus temps de réclamer le rétablissement complet de l'ouïe quand l'otorrhée dure depuis des années.

Combien de malades ne viennent-ils pas consulter pour la première fois, pour une otorrhée qui dure depuis deux, trois, cinq, dix ans même !

Les manifestations auriculaires qui apparaissent dans le cours des fièvres éruptives

pourraient aussi dans une certaine mesure
être empêchées, si on agissait sur la muqueuse du nez et du pharynx supérieur qui
est presque toujours altérée par gonflement
de la muqueuse et du tissu lymphatique, par
séjour et croupissement de pus, de croûtes
ou de mucosités adhérentes. Sans parler des
irrigations nasales qui sont impraticables
dans la plupart des cas, à cause de l'état de
prostration du sujet, on peut toujours procéder au nettoyage du nez avec un tampon
d'ouate imbibé d'eau boriquée chaude, du
pharynx supérieur par des badigeonnages
avec un pinceau coudé imbibé de la même
solution ou au besoin de salol camphré
ou toute autre solution antiseptique.

Si le malade ne peut ouvrir suffisamment
la bouche pour permettre de passer le pinceau derrière le voile du palais, on peut
encore arriver jusqu'au pharynx en faisant
pénétrer un stylet porte-ouate par les fosses
nasales jusque dans l'arrière-cavité.

Ce traitement prophylactique est absolument indiqué quand le tympan est déjà
congestionné, présente une couleur rouge
violacé, premier terme d'une otite moyenne
qui peut devenir suppurative.

Si l'on traitait avec autant d'attention les voies aériennes supérieures que le tube digestif ou les poumons, il n'est point douteux qu'un grand nombre d'affections auriculaires consécutives aux fièvres éruptives ne se produiraient pas.

La prophylaxie s'exercerait encore avec beaucoup plus de profit contre les otites moyennes chroniques non suppurées si on traitait méthodiquement les cas de coryza chronique, de pharyngite chronique qui aboutissent si souvent à l'otite moyenne catarrhale et plus tard à la sclérose de l'oreille.

On a trop de tendance à regarder comme insignifiantes ces lésions du rhino-pharynx qui se traduisent par une sécrétion muco-purulente visible derrière le voile du palais quand on abaisse la langue du sujet, par des granulations de la paroi postérieure du pharynx, par une hypertrophie du tissu adénoïdien ; ces symptômes d'aspect si bénin qu'il faut chercher puisque le malade ne s'en plaint pas le plus souvent, sont les avant-coureurs de l'obstruction tubaire d'abord, de l'otite catarrhale chronique ensuite, qui nécessitera un traitement long, quelquefois infructueux quand les lésions seront anciennes.

Le traitement prophylactique de ces otites chroniques à marche lente, insidieuse mais progressive, consistera à combattre les affections catarrhales ou hypertrophiques du rhino-pharynx qui en sont la cause immédiate.

TABLE DES MATIÈRES

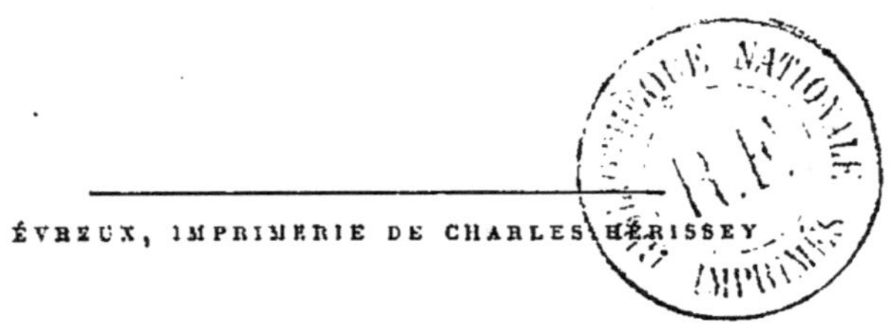

ÉVREUX, IMPRIMERIE DE CHARLES HÉRISSEY